Livret Médical

DOCTEUR **VAUCAIRE**

DE LA FACULTÉ DE PARIS

Livret Médical

(CARNET DE SANTÉ)

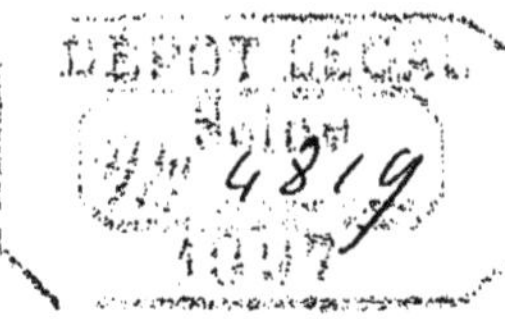

PARIS

LIBRAIRIE CHARPENTIER ET E. FASQUELLE

EUGÈNE FASQUELLE, ÉDITEUR

11, RUE DE GRENELLE, 11

1898

A .... mois

A .... ans

A .... ans

A .... ans

1

A .... ans	A .... ans
A .... ans	A .... ans

Feuille anthropométrique

MENSURATIONS DE LA TÊTE (CÉPHALOMÉTRIE)	MOYENNE en millimètres	
Mesures à prendre à l'aide d'un mètre-ruban :		
a) Circonférence horizontale maxima (passant par la racine du nez et par le point saillant de l'occipital).	525 à 568	....
b) Courbe transversale bi-auriculaire (allant du tragus droit au tragus, *cartilage de l'oreille,* gauche).	323 à 339	....
c) Courbe longitudinale fronto-occipitale (de la racine du nez à la protubérance de l'occipital).	308 à 335	....
Mesures à prendre à l'aide d'un compas d'épaisseur.		
d) Diamètre facial transverse maximum (immédiatement en avant des oreilles).	83 à 95	....
e) Diamètre céphalique transverse maximum (entre les deux bosses pariétales)	138 à 162	....
LONGUEUR DE LA TÊTE :		
f) Diamètre antéro-postérieur maximum (de la racine du nez au point saillant de l'occipital) . .	168 à 190	....

Indice céphalique. — C'est le rapport entre le diamètre transverse maximum multiplié par 100 et le diamètre antéro-postérieur.

Si l'indice se trouve entre 64 et 74 .... { crâne dolicocéphale.

—   —   75 et 79 .... { crâne mésaticéphale.

—   —   80 et 90 .... { crâne brachicéphale.

Indice céphalique.................................

Crâne ....

NOMENCLATURE DES MENSURATIONS

1º Longueur de la tête. . . . . (f) ....

2º Diamètre céphalique transverse maximum . (c) ....

3º Diamètre facial transverse . . . . (d) ....

4º Longueur du doigt médius gauche (mesurée d'équerre à partir du dos de la main) . . . .

5º Longueur du pied gauche. . . . .

6º Longueur de la coudée gauche (du coude à l'extrémité du médius), à l'aide du compas à glissière. ....

7º Longueur de l'oreille droite. . . . .

8º Longueur du doigt auriculaire . . . .

9º Hauteur de la taille totale. . . . .

10º Hauteur du buste (s'asseoir et déduire la hauteur du tabouret) . . . .

11º La grande envergure (bras en croix, distance des extrémités du médius) . . . .

12º Couleur de l'iris de l'œil gauche . . . .

13º Circonférence de la poitrine. . . . .

Cicatrices ....

Tatouages ....

Nœvi .... Vices de conformation ....

PREMIÈRE PARTIE

Identité.

Enfant (poids). — Poids de 1 à 75 ans.

Vaccination, revaccinations et certificats.

Dentition.

Allaitement. — Allaitement naturel. — Allaitement mixte. — Allaitement artificiel. — Sevrage.

Taille de 1 à 25 ans.

Observations pour chaque maladie contractée.

Analyses. — Analyse d'urine.— Analyses bactériologiques, médicales et chimiques.

Chirurgie.

Obstétrique.

Liste des maladies contractées.

Identité.

Nom : ....

Prénoms : ....

....

Sexe : ....

....

Date de la naissance : ....

....

Age de la mère. } *à la naissance :* { ....
Age du père . . }   { ....

....

....

Santé de la mère pendant la grossesse : ....

....

....

....

....

Phénomènes particuliers : ....

....

....

....

....

Hérédité (antécédents) : ....

....

....

....

....

ENFANT

Poids.

Le 1er jour . . . .

    4e   — . . . .

    7e   — . . . .

L'enfant diminue environ de 100 grammes pendant les deux premiers jours. Il pèse de 2,400 à 3,600 grammes. Puis, pendant les cinq jours suivants, il regagne 125 grammes.

L'augmentation quotidienne du poids des nouveau-nés est en moyenne de 25 grammes.

Pesées.

Le 8e jour . . . .

    9e — . . . .

   10e — . . . .

   11e — . . . .

   12e — . . . .

   13e — . . . .

   14e — . . . .

   15e — . . . .

La 2e semaine . . . .

    3e   — . . . .

    4e   — . . . .

La 5ᵉ semaine . . . .

6ᵉ — . . . .

7ᵉ — . . . .

8ᵉ — . . . .

9ᵉ — (2 mois). . . . .

10ᵉ — . . . .

11ᵉ — . . . .

12ᵉ — . . . .

13ᵉ — (3 mois). . . . .

14ᵉ — . . . .

15ᵉ — . . . .

16ᵉ — . . . .

17ᵉ — (4 mois). . . . .

18ᵉ — . . . .

19ᵉ — . . . .

20ᵉ — . . . .

21ᵉ — (5 mois). . . . .

22ᵉ — . . . .

23ᵉ — . . . .

24ᵉ — . . . .

25ᵉ — . . . .

La 26ᵉ semaine (6 mois) . . . . . .

A 6 mois et demi . . . .

  7   — . . . .

  7   — et demi . . . .

  8   — . . . .

  8   — et demi . . . .

  9   — . . . .

  9   — et demi . . . .

10   — . . . .

10   — et demi . . . .

11   — . . . .

11   — et demi. . . . .

12   — . . . .

1 an et 2 mois . . . .

1 — et 4 — . . . .

1 — et 6 — . . . .

1 — et 8 — . . . .

2 ans. . . . .

2 — et 6 mois. . . . .

3 ans . . . .

4 — . . . .

Poids pendant la première année.

Grammes	1er TRIMESTRE			2e TRIMESTRE			3e TRIMESTRE			4e TRIMESTRE		
	1	2	3	4	5	6	7	8	9	10	11	12
10.000												
9.000												
8.000												
7.000												
6.000												
5.000												
4.000												
3.000												

Augment. quotid. } 25 grammes.　20 grammes.　15 grammes.　10 grammes.

Poids de 5 à 75 ans.

A 5 ans . . .	....	A 25 ans. . .	....
6 — . . .	....	28 — . . .	....
7 — . . .	....	30 — . . .	....
8 — . . .	....	32 — . . .	....
10 — . . .	....	35 — . . .	....
11 — . . .	....	38 — . . .	....
12 — . . .	....	40 — . . .	....
13 — . . .	....	42 — . . .	....
14 — . . .	....	45 — . . .	....
15 — . . .	....	50 — . . .	....
16 — . . .	....	55 — . . .	....
17 — . . .	....	60 — . . .	....
18 — . . .	....	65 — . . .	....
20 — . . .	....	70 — . . .	....
22 — . . .	....	75 — . . .	....

La taille de 1 à 25 ans.

HAUTEUR MOYENNE DE LA TAILLE

A la naissance	0ᵐ,48 à 0ᵐ,54
5 ans	0ᵐ,95 à 1ᵐ,00
20 —	Il manque 1 à 2ᶜᵐ,5 de la taille définitive.
30 — (taille définitive)	Moy. : 1ᵐ,65
60, 70 ans	Diminution.
90 ans	Perte de 0ᵐ,08

A la naissance .	....	A 11 ans . . .	....
A 6 mois . . .	....	12 — . . .	....
7 — . . .	....	13 — . . .	....
1 an . . .	....	14 — . . .	....
2 — . . .	....	15 — . . .	....
3 — . . .	....	16 — . . .	....
4 — . . .	....	17 — . . .	....
5 — . . .	....	18 — . . .	....
6 — . . .	....	20 — . . .	....
7 — . . .	....	22 — . . .	....
8 — . . .	....	24 — . . .	....
9 . . .	....	25 — . . .	....
10 — . . .	....		

Rapports entre l'âge, le poids et la taille.

HOMMES		ENFANTS			FEMMES	
MESURE	POIDS en kilogrammes.	AGE	POIDS EN KILOGRAMMES		MESURE	POIDS en kilogrammes.
			GARÇONS	FILLES		
1^{m}57	57	5 ans	22 1/2	18	1^{m}46	44 1/2
1,595	60 1/2	6 —	24 1/2	19 1/2	1,49	46 1/2
1,620	63	7 —	26	22	1,52	48
1,645	64 1/2	8 —	27	23 1/2	1,54	50
1,668	65 1/2	9 —	29 1/2	26	1,57	51 1/2
1,694	67	10 —	31 1/2	28	1,59	55
1,710	70 1/2	11 —	33	32	1,63	58
1,746	73 1/2	12 —	36	35	1,65	62
1,770	76 1/2	13 —	38	40 1/2	1,67	63
1,796	79	14 —	44	44 1/2	1,69	67
1,825	80 1/2	15 —	45	45 à 45 1/2	1,71	71 1/2
1,850	85					

Dentition.

Les premières dents, ou *dents de lait*, sont au nombre de vingt :

<table>
<tr><td>2 incisives moyennes inférieures .</td><td>}</td><td rowspan="2">5 à 10 mois.</td></tr>
<tr><td>2   —   —   supérieures.</td><td>}</td></tr>
<tr><td>2   —   latérales inférieures. .</td><td>}</td><td rowspan="2">8 à 12, 14 mois.</td></tr>
<tr><td>2   —   —   supérieures .</td><td>}</td></tr>
<tr><td>4 petites molaires. . . . .</td><td></td><td>11 à 12, 16 mois.</td></tr>
<tr><td>4 canines . . . .</td><td></td><td>15 à 18 mois.</td></tr>
<tr><td>4 grosses molaires. . . . .</td><td></td><td>18 à 24 mois.</td></tr>
</table>

La dentition est complète de 2 ans et demi à 3 ans; souvent, cela varie. Vers 5 ans, apparaissent généralement quatre grosses molaires, qui ne seront pas remplacées.

Vers sept ans, les dents de lait tombent et sont remplacées par trente-deux dents (quatre canines, huit incisives, vingt molaires).

Dents de lait (*dents temporaires*).

1re dent à. . . . .

2e dent à. . . . .

3e   — à. . . . .

4e   — à. . . . .

5e   — à. . . . .

6e, 7e, 8e dents à . . . .

9e, 10e, 11e, 12e dents à . . . . .

13e, 14e, 15e, 16e dents à. . . . .

17e, 18e, 19e, 20e dents à. . . . .

DENTITION (ACCIDENTS DE LA)

Diarrhée. — Donner à l'enfant des cuillerées à café d'eau de Vichy (Célestins), ou toutes les 2 heures une cuillerée à café de la potion :

Eau de chaux. . . . . : .	50 grammes.
Sirop de ratanhia.	10 grammes.
Julep gommeux.	30 grammes.

Ou : lavements tièdes, additionnés d'une cuillerée à café de poudre d'amidon.

Lait stérilisé. Diète relative. Changement de nourrice.

Douleur vive des gencives. — Faire mâcher de la racine de guimauve. Hochets. Croûte de pain.

Frictions sur les gencives avec un sirop composé de *mellite*, de *safran* et de *tamarin*.

Ou avec :

Borate de soude	0,50 centigrammes.
Teinture de belladone	X gouttes.
Sirop de fleurs d'oranger. . .	10 grammes.
Sirop de miel	10 grammes.

Incision légère sur le bord de la gencive avec le bistouri.

Contre *l'agitation*, donner des bains tièdes (son, tilleul) ou du *bromure de potassium* : 0,25 à 0,50 centigrammes avant le coucher, dans un peu de tisane de fleurs d'oranger.

Convulsions. — Le chloral réussit très bien :

2 à 5 centigrammes chez les nouveau-nés.
15 à 25 centigrammes chez les enfants de 2 à 6 ans.

Grand bain tiède sinapisé de 1/4 d'heure. (Voir *Hygiène thérapeutique de l'enfant*.)

Allaitement.

Durée de l'allaitement : 16 à 18 mois. — Le lait de la mère est préférable à tout autre (contre-indications : tuberculose maternelle, diabète, chloro-anémie, maladies des reins, affections du cœur, maladies du système nerveux).

Si la mère ne peut allaiter son enfant, *faire choisir* une nourrice par le médecin.

Nourrices sur lieu. — On les trouve dans les bureaux de placement de nourrices ; ces femmes viennent généralement de la campagne avec leurs enfants. La choisir âgée de 25 à 35 ans, ayant un lait de 3 mois, pour un nouveau-né, et prendre de préférence une multipare habituée à soigner les enfants. Brune, bien portante, ayant de bonnes glandes mammaires et de bonnes dents, telles sont les conditions essentielles que doit remplir une bonne nourrice.

Le médecin, après l'avoir auscultée, fera un examen *sérieux*.

Nourrices à distance. — Elles emportent les enfants loin de la famille et les élèvent dans leur pays, sous la surveillance d'un médecin inspecteur.

Tétées.

Durée d'une tétée : 15 à 20 minutes.
Nombre de tétées : 10 dans les 24 heures.
Régler les tétées très exactement :

> Toutes les 2 heures, le jour.
> Toutes les 4 heures, la nuit.

Pendant les 3 premiers jours, 5, 8, 10 grammes de lait par tétée.

4e jour. . .	30 gr. par tétée =	300 gr. par jour.
5e — . . .	35 gr. —	350 gr. —
6e — . . .	40 gr. —	400 gr. —

7e jour. . .	45 gr. par tétée	=	450 gr. par jour.	
8e — . . .	50 gr.	—	500 gr.	—
9e jour. . . } 10e — . . . }	55 gr.	—	550 gr.	—
1er mois . .	60 gr.	—	600 gr.	—
2e — . .	70 gr.	—	700 gr.	—
3e — . .	70 gr.	—	700 gr.	—
4e — . .	80 gr.	—	800 gr.	—
5e — . .	90 gr.	—	900 gr.	—
6e — . .	100 gr. (8 tétées)	=	800 gr.	—
7e — . .	125 gr. (7 —)		875 gr.	—

A 7 mois, on pourra donner à l'enfant des petites panades claires, des potages au lait, à l'arrow-root, à la crème de riz, à la phosphatine, au sagou, au bouillon, tout en continuant le lait maternel.

8e mois. 150 gr. (6 tétées) = 1 litre environ de lait.

Il faudra peser l'enfant tous les jours (voir plus haut, *Poids*), et bien surveiller les garde-robes. Si elles sont jaunes, il n'y a rien à craindre. Si elles deviennent vertes, donner avant les tétées une cuillerée à café d'eau de Vichy (Célestins) ou d'eau de Vals (Saint-Jean) ; s'il y a de la diarrhée, donner 3 fois par jour une cuillerée à café de la potion :

Acide lactique	1 à 2 grammes.
Eau de fleurs d'oranger.	30 —
Eau distillée	120 —

Hygiène de l'allaitement. — ALIMENTS PERMIS ET RECOMMANDÉS A LA NOURRICE : farineux, féculents, lentilles, haricots, pois, pommes de terre, phosphatine ; viandes blanches, viandes rouges grillées ou rôties.

Boissons : Bière, bière de malt, vin coupé d'eau d'Evian.

ALIMENTS DÉFENDUS. — Oignons, choux, carottes, asperges, ail, salade. Pas de vin pur, ni de café, ni de thé, ni de liqueurs.

Si le lait n'est pas assez abondant, faire prendre à la nourrice 4 fois par jour une cuillerée à soupe du sirop composé :

Extrait aqueux de Galéga . . . . ⎫
Lactophosphate de chaux . . . . ⎬ 10 grammes.
Teinture de fenouil . . . . ⎭
Sirop de sucre. . . . . 400 grammes.

dans du vin, de la bière ou de l'eau sucrée. (Voir *Régimes alimentaires*.)

ALLAITEMENT MIXTE

On est quelquefois obligé de cesser l'allaitement, de le suspendre (maladie de la mère), ou de le modifier en donnant le sein et le biberon.

Dans ce cas, on emploiera le lait de vache ou bien le lait d'ànesse, si l'enfant est faible et né avant terme.

Le lait de vache étant plus fort (riche en caséine) que le lait maternel sera étendu d'eau filtrée et stérilisée additionnée de sucre dans la proportion de 50 grammes pour un litre.

Lait, 3 parties pour une partie d'eau sucrée, pendant deux mois : on élevera ensuite la quantité de lait et au 6ᵉ mois le lait sera donné pur.

N'employer que le lait bouilli ou stérilisé d'après les systèmes de Contant (pasteurisation) ou de Soxhlet.

Tableau comparatif des différents laits (par litre).

	Femme.	Vache.	Anesse.	Chèvre.
Densité. . . .	1033,50	1033,40	1032,10	1038,85
Eau	900,10	910,08	914,00	869,52
Extrait sec. .	133,40	123,32	118,10	164,33
Beurre. . . .	43,43	34,00	30,10	60,68
Sucre	76,14	52,16	69,30	48,56
Caséine. . . .	10,52	28,12	12,30	44,37
Sels	2,14	6,00	4,50	9,10

Le biberon sera très simple, *sans tube* (le *tutélaire* de Contant, le *galactophore* de Budin). On le nettoiera à l'eau chaude contenant un peu de bicarbonate de soude, après chaque tétée.

ALLAITEMENT ARTIFICIEL

Biberon. — Laits de vache, d'ânesse (le meilleur), de chèvre, de jument. — On emploie généralement le lait de vache coupé avec de l'eau bouillie additionnée de sucre (50 grammes pour un litre d'eau). Ne donner à l'enfant que du lait stérilisé (appareils de Contant ou de Soxhlet) ou tout au moins bouilli.

Le moyen le plus simple consiste à faire chauffer le lait au *bain-marie*, dans une marmite en fer-blanc ou en tôle pleine d'eau fermée par un couvercle.

Le lait est versé dans 8 à 10 bouteilles contenant chacune la quantité nécessaire au repas de l'enfant, chaque bouteille étant munie d'un bouchon ou d'une tétine en caoutchouc. L'ébullition pendant 35 à 50 minutes est suffisante.

Les bouteilles, une fois vides, seront rincées dans de l'eau chaude rendue alcaline par l'addition d'une cuillerée de bicarbonate de soude pour une grande terrine.

SEVRAGE

Cesser l'allaitement du 18° au 20° mois... On peut sevrer en toute saison, cela dépendra de la santé de l'enfant, sauf pendant les fortes chaleurs, à cause des accidents intestinaux. On donnera des œufs et des féculents à l'enfant, ainsi que des potages, des panades ou du bouillon (voir page 19) et de la phosphatine. A l'heure des tétées, un peu d'eau sucrée. Il est préférable d'espacer les tétées, pour arriver insensiblement à la suppression totale.

Potages : Bouillon de veau léger, bouillon de poulet et de mouton, bouillie de gruau, orge mondé au lait, lait additionné de phosphatine.

Bureaux de Nourrices.

Monot (Mme), 13, rue Pascal.
L. Schor (Mme), rue de Poliveau, 7 *bis*.
Lentaigne, rue Choron, 20.
Pommereuil, rue du Cherche-Midi, 24.
Pirouelle, 5, rue des Ecouffes-Rivoli.
Charasson, rue Pascal, 9.
Labussière et Pelitier, rue Lacépède, 35.
Théront, rue de l'Arc-de-Triomphe, 17.
Gazon, rue des Bons-Enfants, 26.
Mme Dupoux, rue de la Roquette, 138.
Moréno, rue Chaptal, 20.
Lamonnier, rue Thouin, 13.
Trousse (Mme), rue Boutebrie, 12.
Labet (V^e), faubourg Saint-Martin, 78.

Vaccination.

L'enfant sera vacciné à 2 mois environ ; il supportera mieux la réaction fébrile qui suit souvent la vaccination. Ne pas faire vacciner les enfants atteints d'*eczéma* ou d'*athrepsie*, afin d'éviter les engorgements des ganglions.

Pas de vaccination pendant les grandes chaleurs.

Opération. — Le vaccin de génisse est le meilleur et actuellement le plus répandu. On vaccine à la partie moyenne et externe du bras, les vaccinations sur les jambes exposant à des accidents souvent graves.

Le 4e jour, apparaît une tache rouge appelée *papule ;* cette papule se transforme en *vésicule* qui, elle-même, devient une *pustule.*

Si les démangeaisons sont insupportables, on appliquera

des compresses de tarlatane trempées dans l'eau boriquée (30 grammes d'*acide borique* pour un litre d'eau bouillie).

Complications. — Erysipéle, adénites, abcés, lymphangites. Du 11e au 13e jour la pustule se recouvre d'une croûte qui tombe au bout de vingt jours. Alors apparaît une cicatrice qui ne peut être détruite, preuve d'une bonne et légitime vaccine.

REVACCINATIONS

Il est utile de se faire revacciner ensuite tous les 15 ans, au moins deux fois

Vacciné le ....

Revacciné le ....

Revacciné le ....

VACCINE

Clinique du Dr Vaucaire (maladies des femmes et des enfants), 80, boulevard des Batignolles. — Lundi, mercredi, vendredi, 1 heure à 3 heures, vaccin de génisse.

Dr CROUIGNEAU, 38, rue des Martyrs. — 2 à 3 heures.

Institut de vaccine animale de Chambon, 8, rue Ballu. — 1 à 5 heures.

Dr DOUCET, 26, rue Caulaincourt.

CERTIFICATS DE VACCINE

Je soussigné, docteur en médecine, certifie que

M ....

demeurant à ....

a été vacciné le ....

SIGNATURE DU DOCTEUR :

Et revacciné le ....

le ....

SIGNATURES DES DOCTEURS :

N° I

Feuille d'observations médicales.

Maladie contractée en l'année ....

DIAGNOSTIC

____

Début de la maladie le ....

Premiers symptômes : ....

....

....

Histoire de la maladie : ....

....

....

....

....

....

....

Complications : ....

Guérison : ....

Rechutes : ....

Convalescence : ....

N° II

Feuille d'observations médicales.

Maladie contractée en l'année ....

DIAGNOSTIC

....

Début de la maladie le ....

Premiers symptômes : ....

....

....

Histoire de la maladie : ....

....

....

....

....

....

....

Complications : ....

....

....

....

Guérison : ....

....

....

....

Rechutes : ....

....

....

....

Convalescence : ....

....

....

....

Feuille d'observations médicales.

Maladie contractée en l'année ....

DIAGNOSTIC

....

Début de la maladie le ....

Premiers symptômes : ....

....

....

Histoire de la maladie : ....

....

....

....

....

....

3.

Complications :

Guérison :

Rechutes :

Convalescence :

N° IV

Feuille d'observations médicales.

Maladie contractée en l'année ....

DIAGNOSTIC

....

Début de la maladie le ....

Premiers symptômes : ....

....

....

Histoire de la maladie : ....

....

....

....

....

....

....

Complications : ....

....

....

....

Guérison : ....

....

....

....

Rechutes : ....

....

....

....

Convalescence : ....

....

....

....

N° V

Feuille d'observations médicales.

Maladie contractée en l'année ....

DIAGNOSTIC

....

Début de la maladie le ....

Premiers symptômes : ....

....

....

Histoire de la maladie : ....

....

....

....

....

....

Complications : ....

....

....

....

Guérison : ....

....

....

....

Rechutes : ....

....

....

....

Convalescence : ....

....

....

....

N° VI

Feuille d'observations médicales.

Maladie contractée en l'année ....

DIAGNOSTIC

....

Début de la maladie le ....

Premiers symptômes : ....

....

....

Histoire de la maladie : ....

....

....

....

....

....

Complications : ....

....

....

....

Guérison : ....

....

....

....

Rechutes : ....

....

....

....

Convalescence : ....

....

....

....

Feuille d'observations médicales.

Maladie contractée en l'année ....

DIAGNOSTIC

....

Début de la maladie le ....

Premiers symptômes : ....

....

....

Histoire de la maladie : ....

....

....

....

....

....

....

4

Complications :

Guérison :

Rechutes :

Convalescence :

N° VIII

Feuille d'observations médicales.

Maladie contractée en l'année ....

DIAGNOSTIC

....

Début de la maladie le ....

Premiers symptômes : ....

....

....

Histoire de la maladie : ....

....

....

....

....

....

Complications :

Guérison :

Rechutes :

Convalescence :

Feuille d'observations médicales.

Maladie contractée en l'année ....

DIAGNOSTIC

....

Début de la maladie le ....

Premiers symptômes : ....

....

....

Histoire de la maladie : ....

....

....

....

....

....

....

Complications : ....

....

....

....

Guérison : ....

....

....

....

Rechutes : ....

....

....

....

Convalescence : ....

....

....

....

N° X

Feuille d'observations médicales.

Maladie contractée en l'année ....

DIAGNOSTIC

....

Début de la maladie le ....

Premiers symptômes : ....

....

....

Histoire de la maladie : ....

....

....

....

....

....

....

Complications : ....

....

....

....

Guérison : ....

....

....

....

Rechutes : ....

....

....

....

Convalescence : ....

....

....

....

N° XI

Feuille d'observations médicales.

Maladie contractée en l'année ....

DIAGNOSTIC

....

Début de la maladie le ....

Premiers symptômes : ....

....

....

Histoire de la maladie : ....

....

....

....

....

....

....

Complications : ....

....

....

....

Guérison : ....

....

....

....

Rechutes : ....

....

....

....

Convalescence : ....

....

....

....

N° XII

Feuille d'observations médicales.

Maladie contractée en l'année ....

DIAGNOSTIC

....

Début de la maladie le ....

Premiers symptômes : ....

....

....

Histoire de la maladie : ....

....

....

....

....

....

....

Complications : ....

....

....

....

Guérison : ....

....

....

....

Rechutes : ....

....

....

....

Convalescence : ....

....

....

....

N° XIII

Feuille d'observations médicales.

Maladie contractée en l'année ....

DIAGNOSTIC

....

Début de la maladie le ....

Premiers symptômes : ....

....

....

Histoire de la maladie : ....

....

....

....

....

....

....

5

Complications : ....

....

....

....

Guérison : ....

....

....

....

Rechutes : ....

....

....

....

Convalescence : ....

....

....

....

Feuille d'observations médicales.

Maladie contractée en l'année ....

DIAGNOSTIC

....

Début de la maladie le ....

Premiers symptômes : ....

....

....

Histoire de la maladie : ....

....

....

....

....

....

....

Complications : ....

....

....

....

Guérison : ....

....

....

....

Rechutes : ....

....

....

....

Convalescence : ....

....

....

Feuille d'observations médicales.

Maladie contractée en l'année ....

DIAGNOSTIC

....

Début de la maladie le ....

Premiers symptômes : ....

....

....

Histoire de la maladie : ....

....

....

....

....

....

....

5.

Complications : ....

....

....

....

Guérison : ....

....

....

....

Rechutes : ....

....

....

....

Convalescence : ....

....

....

....

Feuille d'observations médicales.

Maladie contractée en l'année ....

DIAGNOSTIC

....

Début de la maladie le ....

Premiers symptômcs : ....

....

....

Histoire de la maladie : ....

....

....

....

....

....

....

Complications : ....

....

....

....

Guérison : ....

....

....

....

Rechutes : ....

....

....

....

Convalescence : ....

....

....

....

Feuille d'observations médicales.

Maladie contractée en l'année ....

DIAGNOSTIC

....

Début de la maladie le ....

Premiers symptômes : ....

....

....

Histoire de la maladie : ....

....

....

....

....

....

....

Complications : ....

Guérison : ....

Rechutes : ....

Convalescence : ....

N° XVIII

Feuille d'observations médicales.

Maladie contractée en l'année ....

DIAGNOSTIC

....

Début de la maladie le ....

Premiers symptômes : ....

....

....

Histoire de la maladie : ....

....

....

....

....

....

....

Complications : ....

....

....

....

Guérison : ....

....

....

....

Rechutes : ....

....

....

....

Convalescence : ....

....

....

....

N° 1

Analyse d'urine

De la part de M. le Docteur ....

faite par ....

Le .... *189* ·

			URINE NORMALE (par litre)
ÉLÉMENTS GÉNÉRAUX	Volume des 24 heures . .	....	800 à 1800 c.c.
	Couleur	....	Jaune ambrée.
	Aspect.	....	Limpide.
	Dépôt	....	Nul ou floconneux
	Odeur	....	Sui generis.
	Consistance	....	Fluide.
	Réaction	....	Franch. acide.
	Densité moyenne à + 15°.	....	1018 à 1028
ÉLÉMENTS NORMAUX	Urée	....	18 à 22 gr.
	Acide urique	....	0,30 à 0 gr. 50.
	Chlorure de sodium. . .	....	6,50 à 8 gr.
	Acide phosphorique . . .	....	1,75 à 2 gr. 50.
ÉLÉMENTS ANORMAUX	Glucose (sucre diabétique).	....	Néant.
	Albumine	....	Néant.
	Pigments biliaires	....	Néant.
	Indican	....	Néant.
	Oxalate de chaux.	....	Néant.

Examen microscopique : ....

....

Résumé analytique : ....

....

Analyse d'urine

De la part de M. le Docteur ....

faite par ....

Le .... 18..

		URINE NORMALE (par litre)
ÉLÉMENTS GÉNÉRAUX Volume des 24 heures . . .		800 à 1800 c.c.
Couleur		Jaune ambrée.
Aspect		Limpide.
Dépôt		Nul ou floconneux
Odeur		*Sui generis.*
Consistance		Fluide.
Réaction		Franch. acide.
Densité moyenne à + 15°.		1018 à 1028
ÉLÉMENTS NORMAUX Urée		18 à 22 gr.
Acide urique		0,30 à 0 gr. 50.
Chlorure de sodium. . . .		6,50 à 8 gr.
Acide phosphorique . . .		1,75 à 2 gr. 50.
ÉLÉMENTS ANORMAUX Glucose (sucre diabétique).		Néant.
Albumine		Néant.
Pigments biliaires		Néant.
Indican		Néant.
Oxalate de chaux.		Néant.

Examen microscopique : ....

Résumé analytique : ....

Analyse d'urine

De la part de M. le Docteur ....

faite par ....

Le *189*

		URINE NORMALE (par litre)
ÉLÉMENTS GÉNÉRAUX	Volume des 24 heures. . .	800 à 1800 c.c.
	Couleur	Jaune ambrée.
	Aspect.	Limpide.
	Dépôt	Nul ou floconneux
	Odeur	Sui generis.
	Consistance	Fluide.
	Réaction	Franch. acide.
	Densité moyenne à + 15°.	1018 à 1028
ÉLÉMENTS NORMAUX	Urée.	18 à 22 gr.
	Acide urique	0,30 à 0 gr. 50.
	Chlorure de sodium. . .	6,50 à 8 gr.
	Acide phosphorique . .	1,75 à 2 gr. 50
ÉLÉMENTS ANORMAUX	Glucose (sucre diabétique)	Néant.
	Albumine	Néant.
	Pigments biliaires . . .	Néant.
	Indican	Néant.
	Oxalate de chaux. . . .	Néant.

Examen microscopique : ....

....

Résumé analytique : ....

....

Analyse d'urine

De la part de M. le Docteur ....

faite par ....

Le *189*

		URINE NORMALE (par litre)
ÉLÉMENTS GÉNÉRAUX	Volume des 24 heures. . .	800 à 1800 c.c.
	Couleur	Jaune ambrée.
	Aspect	Limpide.
	Dépôt	Nul ou floconneux
	Odeur	*Sui generis.*
	Consistance	Fluide.
	Réaction	Franch. acide.
	Densité moyenne à + 15°.	1018 à 1028
ÉLÉMENTS NORMAUX	Urée	18 à 22 gr.
	Acide urique	0,30 à 0 gr. 50.
	Chlorure de sodium. . .	6,50 à 8 gr.
	Acide phosphorique . . .	1,75 à 2 gr. 50.
ÉLÉMENTS ANORMAUX	Glucose (sucre diabétique).	Néant.
	Albumine	Néant.
	Pigments biliaires	Néant.
	Indican	Néant.
	Oxalate de chaux.	Néant.

Examen microscopique : ....

Résumé analytique : ....

N° \

Analyse d'urine

De la part de M. le Docteur ....

faite par..

Le .... 189 ......

		URINE NORMALE (par litre)
ÉLÉMENTS GÉNÉRAUX	Volume des 24 heures. . .	800 à 1800 c.c.
	Couleur	Jaune ambrée.
	Aspect.	Limpide.
	Dépôt	Nul ou floconneux
	Odeur	*Sui generis.*
	Consistance	Fluide.
	Réaction	Franch. acide.
	Densité moyenne à + 15°.	1018 à 1028
ÉLÉMENTS NORMAUX	Urée.	18 à 22 gr.
	Acide urique	0,30 à 0 gr. 50.
	Chlorure de sodium. . . .	6,50 à 8 gr.
	Acide phosphorique . . .	1,75 à 2 gr. 50.
ÉLÉMENTS ANORMAUX	Glucose (sucre diabétique).	Néant.
	Albumine	Néant.
	Pigments biliaires	Néant.
	Indican	Néant.
	Oxalate de chaux.	Néant.

Examen microscopique : ....

....

Résumé analytique : ....

....

C.

N° VI

Analyse d'urine

De la part de M. le Docteur...

faite par...

Le *189*

	URINE NORMALE (par litre)
Volume des 24 heures. . .	800 à 1300 c.c.
Couleur	Jaune ambréc.
Aspect	Limpido.
Dépôt	Nul ou floconneux
Odeur	*Sui generis.*
Consistauce	Fluide.
Réaction	Franch. acide.
Densité moyenne à $+15°$.	1018 à 1028
Urée	18 à 22 gr.
Acide urique	0,30 à 0 gr. 50.
Chlorure de sodium. . .	6,50 à 8 gr.
Acide phosphorique . . .	1,75 à 2 gr. 50.
Glucose (sucre diabétique).	Néant.
Albumine	Néant.
Pigments biliaires	Néant.
Indican	Néant.
Oxalate de chaux. . . .	Néant.

ÉLÉMENTS GÉNÉRAUX / ÉLÉMENTS NORMAUX / ÉLÉMENTS ANORMAUX

Examen microscopique : ....

Résumé analytique : ....

Analyses bactériologiques, médicales et chimiques.

Analyse .... *faite le* ....

pcr ....

Résultats : ....

....

....

....

....

____

Analyse .... *faite le* ....

par ....

Résultats : ....

....

....

....

....

Analyses bactériologiques, médicales et chimiques.

Analyse........................... *faite le* ....

pcr ....

Résultats : ....

....

....

....

....

Analyse .... *faite le* ....

par ....

Résultats : ....

....

....

....

....

Chirurgie.

Diagnostic : ....

Opération ....

....

pratiquée par le Docteur ....

le ....

avec l'aide des Docteurs ....

....

Observations : ....

....

....

....

....

....

Complications : ....

Guérison : ....

Résultats définitifs : ....

N° II

Chirurgie.

Diagnostic : ....

Opération ....

....

pratiquée par le Docteur ....

le ....

avec l'aide des Docteurs ....

....

Observations : ....

....

....

....

....

....

....

Complications : ....

....

....

....

....

Guérison : ....

....

....

....

....

Résultats définitifs : ....

....

....

....

....

Accouchement.

Dernières époques le ....

Particularités de la grossesse ....

....

....

Analyses d'urine (en faire une chaque mois).

1re *analyse* : Albumine .... Glucose ....
2e   —   — .... — ....
3e   —   — .... — ....
4e   —   — .... — ....
5e   —   — .... — ....
6e   —   — .... — ....
7e   —   — .... — ....

Date de l'accouchement : ....

Prénoms de l'enfant : ....

Particularités de l'accouchement : ....

....

....

....

....

....

Suites de couches : ....

	TEMPÉRATURE		POULS	
	MATIN	SOIR	MATIN	SOIR
1er jour . . .				
2e — . . .				
3e — . . .				
4e — . . .				
5e — . . .				
6e — . . .				
7e — . . .				
8e — . . .				
9e — . . .				
10e — . . .				
11e — . . .				
12e — . . .				
13e — . . .				
14e — . . .				
15e — . . .				

Observations : ....

....

....

....

Allaitement : ....

Accouchement.

Dernières époques le ....

Particularités de la grossesse ....

....

....

Analyses d'urine (en faire une chaque mois).

1re analyse : Albumine .... Glucose ....
2e — — .... — ....
3e — — .... — ....
4e — — .... — ....
5e — — .... — ....
6e — — .... — ....
7e — — .... — ....

Date de l'accouchement : ....

Prénoms de l'enfant : ....

Particularités de l'accouchement : ....

....

....

....

....

....

Suites de couches : ....

	TEMPÉRATURE		POULS	
	MATIN	SOIR	MATIN	SOIR
1er jour . . .				
2e — . . .				
3e — . . .				
4e — . . .				
5e — . . .				
6e — . . .				
7e — . . .				
8e — . . .				
9e — . . .				
10e — . . .				
11e — . . .				
12e — . . .				
13e — . . .				
14e — . . .				
15e — . . .				

Observations : ....

....

....

....

Allaitement : ....

Accouchement.

Dernières époques le..

Particularités de la grossesse ....

....

....

Analyses d'urine (en faire une chaque mois).

1re *analyse* : Albumine .... Glucose ....
2e — — .... — ....
3o — — .... — ....
4e — — .... — ....
5e — — .... — ....
6e — — .... — ....
7e — — .... — ....

Date de l'accouchement : ....

Prénoms de l'enfant : ....

Particularités de l'accouchement : ....

....

....

....

....

....

Suites de couches :..

	TEMPÉRATURE		POULS	
	MATIN	SOIR	MATIN	SOIR
1er jour . . .				
2e — . . .				
3e — . . .				
4e — . . .				
5e — . . .				
6e — . . .				
7e — . . .				
8e — . . .				
9e — . . .				
10e — . . .				
11e — . . .				
12e — . . .				
13e — . . .				
14e — . . .				
15e — . . .				

Observations :..

....

....

....

Allaitement :..

MALADIES

Année .... *Mois de* ....

....

....

Année .... *Mois de* ....

....

....

Année .... *Mois de* ....

....

....

Année .... *Mois de* ....

....

....

Année .... *Mois de* ....

....

....

Année .... *Mois de* ....

....

....

Année .... *Mois de* ....

....

....

Année .... *Mois de* ....

....

....

Année .... *Mois de* ....

....

....

Année .... *Mois de* ....

Année .... *Mois de* ....

Année .... *Mois de* ....

Année .... *Mois de* ....

Année .... *Mois de* ....

Année........................ Mois de.....................................

....

....

Année........................ Mois de.....................................

....

....

Année........................ Mois de.....................................

....

....

Année........................ Mois de.....................................

....

....

Année........................ Mois de.....................................

....

....

Année .... *Mois de* ....

....

....

____

Année .... *Mois de* ....

....

....

____

Année .... *Mois de* ....

....

....

____

Année .... *Mois de* ....

....

....

____

Année .... *Mois de* ....

....

....

Année .... *Mois de* ....

....

....

Année .... *Mois de* ....

....

....

Année .... *Mois de* ....

....

....

Année .... *Mois de* ....

....

....

Année .... *Mois de* ....

....

....

DEUXIÈME PARTIE

HYGIÈNE THÉRAPEUTIQUE

I

Médications d'urgence. — Angines, laryngites. Bronchites, broncho-pneumonie. Grippe. Vomissements. Indigestion. Constipation. Diarrhée. Jaunisse. Rhumatisme, lumbago. Anthrax, furoncles. Entorse. Epistaxis (saignement du nez). Panaris. Poux. Fausse couche. Névralgies, névralgie sciatique. Hémorrhoïdes. Apoplexie cérébrale. Epilepsie.

II

Asphyxie. — Submersion, secours aux noyés. Pendaison, strangulation. Charbon, gaz d'éclairage, fosses, poêles mobiles. Froid, chaleur. Gaz des égouts, des mines. Foudre. Electricité. Vapeurs éthyliques (vendanges).

Empoisonnements. — Champignons. Gaz. Charbon. Moules.

Brûlures.

Hémorrhagies. — Intestinale, nasale (épistaxis), pulmonaire, utérine.

III

Accès dans certaines maladies chroniques. — Asthme. Coliques hépatiques. Coliques néphrétiques. Migraine.

IV

Maladies contagieuses. — Hygiène. — Désinfection. — Traitements. — Diphtérie. Choléra. Fièvre typhoïde. Scarlatine. Rougeole. Varicelle. Variole. Tuberculose pulmonaire.

Transport des contagieux. — Ambulances municipales, ambulances urbaines.

Étuves municipales. — Service municipal de banlieue. Établissements sanitaires particuliers.

V

Hygiène thérapeutique de l'enfance. — Convulsions. Coqueluche. Faux croup. Muguet. Oreillons.

[illegible]

I

Médications d'urgence des maladies les plus fréquentes.

ANGINES — LARYNGITES

Avant l'arrivée du médecin, qu'il faudra toujours appeler pour examiner une gorge malade, le retard pouvant amener des complications graves, il est indispensable de faire d'abord, toutes les 2 heures, un badigeonnage sur les amygdales, à l'aide d'un petit tampon d'ouate hydrophile monté sur une fine baguette, imbibé de :

Acide salicylique	0,30 centigrammes.
Borate de soude	1 gramme.
Glycérine neutre	40 grammes.

Le malade se gargarisera toutes les 2 heures avec de l'eau boriquée :

Acide borique	30 grammes.
Eau bouillie	1 litre.

Ou avec :

Acide phénique	1 gramme.
Chlorhydrate de cocaïne	0,25 centigrammes.
Eau	500 grammes.

S'il y a de la fièvre, si la température dépasse 38°, prendre un cachet :

Bromhydrate de quinine	0,15 centigrammes.
Antipyrine	0,50 centigrammes.

1 matin et soir.

Se mettre à la diète lactée. On pourra se purger avec un verre d'eau saline (Carabaña, Rubinat, Sedlitz, Villa-Cabras).

S'il y a des fausses membranes, des vésicules blanchâtres sur les amygdales, ne pas tarder à faire venir le médecin ; en attendant, faire un badigeonnage avec du *jus de citron* et des irrigations à *l'eau phéniquée*, à l'aide de l'injecteur-douche :

SOLUTION PHÉNIQUÉE :

Acide phénique. . . . .   5 grammes.
Eau bouillie.. . . . .   1 litre.

Et s'il y a des douleurs vives, badigeons avec :

Menthol . . . .   0,50 centigrammes.
Huile stérilisée. . . . .   20 grammes.

Chez les enfants, il est prudent d'administrer un vomitif dès le début :

Sirop d'ipéca . . . . . .   30 grammes.
Poudre d'ipéca . . . . .   0,25 à 0,75 centigrammes.
(Suivant l'âge.)

En 3 fois, à 10 minutes d'intervalle, dans un peu d'eau tiède.

Isoler le malade, les angines aiguës étant généralement contagieuses (*angines herpétique, diphtérique, gangréneuse, phlegmoneuse*). L'examen bactériologique sera fait dans les 24 heures.

BRONCHITE — BRONCHO-PNEUMONIE

Avant l'arrivée du médecin, dans toutes les affections des poumons, des bronches, dès qu'il y a de la *congestion pulmonaire* (toux accompagnée de crachats visqueux, striés de sang, sentiment d'oppression, de gêne respiratoire), faire appliquer, sur la poitrine et sur le dos, 15 à 20 ventouses sèches ou bien des sinapismes ou des cataplasmes sinapisés.

Faire prendre un vomitif.

Poudre d'ipéca . . . . .   1 gr. 50, en 3 paquets.

1 paquet dans 1/2 verre d'eau tiède, toutes les 5 minutes.

Purger le malade avec l'huile de ricin ou une eau saline (Carabaña, Villa-Cabras, Rubinat).

Contre la toux violente et sèche, *favoriser l'expectoration* en prenant toutes les heures une cuillerée à soupe de :

Benzoate de soude.	2 à 6-8 grammes.
Teinture d'aconit.	X à XXV gouttes.
Sirop de punch.	30 grammes.
Eau.	100 grammes.

Le *kermès* peut remplacer le benzoate de soude, à la dose de 5 à 15 centigrammes par jour.

Boissons chaudes : grogs, bourrache, tilleul, bouillon blanc, lait.

Le médecin prescrira ensuite des balsamiques dès que les phénomènes congestifs seront calmés : eucalyptus, eucalyptol, goudron, térébenthine, bourgeons de sapin; et, si la bronchite devient chronique, des antiseptiques : créosote, gaïacol (15 à 25 centigrammes en pilules), iodoforme, salol, etc.

Les eaux sulfureuses (Bonnes, Enghien, Labassère, Cauterets) sont très efficaces, prises le matin dans du lait chaud.

Badigeons de *teinture d'iode* sur la poitrine et sur le dos, tous les 3 à 4 jours, ou applications de pointes de feu entre les deux épaules.

Les inhalations de vapeurs d'eau additionnée *d'alcool mentholé* :

Menthol	3 grammes.
Alcool à 80 degrés	100 grammes.

sont très agréables et en même temps très calmantes. On fait bouillir la valeur d'un verre d'eau et on y ajoute une cuillerée à café de cette solution après avoir versé l'eau bouillante dans une tasse.

Les complications, fièvre intense, troubles cardiaques, adynamie, seront traitées par la *digitale*, l'*éther* ou la *caféine* suivant les cas.

GRIPPE

Purgatif. — Eau minérale saline (Rubinat, Carabaña, Villa-Cabras), 1 verre à bordeaux suivi d'une tasse de thé léger.

8.

Contre la fièvre. — Prendre, matin et soir, un cachet :

> Bromhydrate de quinine . . .   0,15 centigrammes.
> Phénacétine . . . .   0,30 centigrammes.

pour un cachet.

Contre l'insomnie :

POTION :

> Hypnal. . . . .   10 grammes.
> Sirop d'écorces d'oranges amères.   200 grammes.

1 cuillerée à 3 cuillerées à soupe, le soir.

Boissons chaudes : infusion de tilleul, de fleurs pectorales, de bourrache. Badigeons de *teinture d'iode* sur le dos et la poitrine, s'il y a menace de bronchite.

Pommade contre le rhume de cerveau (coryza) :

> Menthol . . . .   0,25 centigrammes.
> Vaseline. . . . .   20 grammes.

En introduire un peu dans chaque narine.

Poudre pour faire avorter le coryza :

> Menthol . . . .   0,20 centigrammes.
> Salol. . . . .   4 grammes,
> Acide borique . . . .   14 grammes.

En priser toutes les 2 heures.

Les fumigations de tilleul, de sureau sont très calmantes.

VOMISSEMENTS

Ne jamais hésiter à faire appeler un médecin, dans les cas de vomissements, à moins qu'il ne soit évident qu'une simple indigestion en est la cause.

Les vomissements dus à un état inflammatoire de l'estomac seront calmés par le *laudanum de Sydenham* (5 gouttes dans un peu d'eau), par quelques perles d'*éther*, ou par l'emploi de cette potion :

Sirop d'éther.	
Sirop thébaïque.	} áá 30 grammes.
Eau	90 grammes.

1 cuillerée à soupe toutes les 1/2 heures.

La potion antivomitive de Rivière est très employée : elle se compose de 2 potions : n° 1, potion alcaline (bicarbonate de potasse); n° 2, potion acide (acide citrique); on prend toutes les 1/2 heures une cuillerée de la potion n° 1, puis immédiatement après une cuillerée de la potion n° 2.

Les boissons froides effervescentes, eau de Seltz, Champagne, eau de Saint-Galmier, peuvent être prises à défaut de la potion de Rivière.

Contre les *vomissements nerveux*, les injections hypodermiques d'*éther* : 1/2 à 1 seringue de Pravaz, ou de la solution de *morphine* à 0 gr. 10 pour 10 grammes d'eau seront faites si le *bromure de potassium*, 1 à 2 grammes, a échoué.

Applications, région de l'estomac, de cataplasmes chauds laudanisés (10 gouttes de laudanum).

Si les vomissements persistent, ventouses sèches au creux de l'estomac, pulvérisations d'*éther* ou de *chlorure de méthyle.*

INDIGESTION

Repos au lit. Infusion théiforme. Donner un lavement tiède additionné de 2 cuillerées d'huile d'olives ou de glycérine. Contre les douleurs du ventre, cataplasme chaud arrosé de 5 à 20 gouttes de laudanum.

Aider les vomissements en chatouillant la gorge avec le doigt ou en donnant un vomitif :

| Poudre d'ipéca | 1 gr. 50 |

En 3 fois dans de l'eau tiède.

Le lendemain] repos, diète, et, au besoin, purgatif (voir *Constipation*).

CONSTIPATION

Chez les enfants. — Prescrire à la nourrice de l'eau de Vichy ou de l'eau de Vals.

Employer des petits suppositoires au beurre de cacao.

Petits lavements : eau bouillie additionnée d'une à deux cuillerées à café de *glycérine neutre*.

> Eau do son.
> Eau de guimauve.

Sirop de chicorée, 1 à 2 cuillerées à café.

Sirop de mauve, 1 à 2 cuillerées à café.

Magnésie calcinée, 1 cuillerée à café dans un peu d'eau sucrée.

Ne donner l'*huile de ricin* qu'à partir de 7 mois, 1 cuillerée à café.

Ou :

Calomel . . . . 0,04 à 0,10 centigrammes.

dans un peu de lait.

BON PURGATIF :

Phosphate de soude . . . . 30 grammes.
Sirop de limons . . . . 20 grammes.
Décoction d'orge . . . . 180 grammes.

Dose : 2 cuillerées à soupe.

Chez les adultes. — Eaux minérales :

Carabaña . . . . }
Villa-Cabras . . . . } verre à bordeaux.
Rubjnat . . . . }
Montmirail . . . . }
Hunyadi-Janos . . . . . . }
Pullna . . . . } 1 à 2 grands verres.
Sedlitz . . . . }

PURGATIF AGRÉABLE :

Carbonate de magnésie . . . 10 à 20 grammes.
Acide citrique . . . . 15 à 40 grammes.
Sirop de cerises . . . . 30 grammes.
Eau . . . . 200 grammes.

Acide citrique . . . .   30 grammes.
Carbonate de magnésie . . . . . .   16 grammes.

Ajouter :

Eau chaude. . . . .   400 grammes.

Verser le mélange refroidi dans une bouteille, et ajouter :

Sirop simple . . . .   60 grammes.
Jus de citron . . . .   N° 1.
Bicarbonate de soude . . . .   4 grammes.

PILULES PURGATIVES :

Pilules écossaises, ante cibum (aloès) de *cascara sagrada* à 0,50 centigrammes; de *podophyllin*, à 0,01 centigramme; de *rhubarbe* (rhéo-ferrées de Vigier); d'*évonymine*, de 0,05 à 0,15 centigrammes.

Pilules de Franck (*coloquinte*, 0,15 centigrammes).

L'*huile de ricin* se prend à la dose de 30 à 50 grammes, dans du café ou dans du bouillon, entre deux jus d'orange ou de citron, ou dans du cassis.

LAVEMENT PURGATIF :

Sulfate de soude ou de magnésie. .   15 grammes.
Feuilles de séné . . . .   15 grammes.
Eau bouillante . . . .   300 grammes.

On fait infuser les feuilles de séné, puis on ajoute le sulfate de soude.

DIARRHÉE

Chez les enfants nouveau-nés. — Eau de Vichy (Célestins) tiède, 1 à 4 cuillerées à café par jour.

Eau de chaux, 1 à 3 cuillerées à café par jour.

Surveiller la nourrice, la changer si la diarrhée persiste.

Au-dessus de 6 mois. — Petite diète. Lait stérilisé. Phosphatine.

Potion à donner, par cuillerées à café, de deux heures en deux heures :

> Salicylate de bismuth . . . 1 à 2 grammes.
> Craie préparée . . . . 1 gramme.
> Julep gommeux. . . . . 80 grammes.

Lavement tiède, contenant une 1/2 cuillerée à café de poudre d'amidon.

Diarrhée verte.

> Acide lactique . . . . 1 grammes.
> Julep gommeux. . . . . 100 grammes.

Potion à donner par cuillerées à café toutes les heures.

L'eau albumineuse (4 blancs d'œufs battus dans un litre d'eau sucrée, aromatisée avec l'eau de fleurs d'oranger) est à essayer.

Ne donner ni de *calomel* ni de *magnésie*, sans avoir consulté son médecin.

Chez les adultes. — Potion contre la diarrhée :

> Salicylate de bismuth. . . . . 3 à 6 grammes.
> Laudanum de Sydenham . . . X gouttes.
> Sirop de ratanhia. . . . . . . 15 grammes.
> Eau de menthe. . . . . XII gouttes.
> Eau . . . . 100 grammes.

A prendre en 4 fois.

Ou :

CACHETS :

> Salicylate de bismuth. . . . . 0,50 centigrammes.
> Benzonaphtol. . . . . 0,25 centigrammes.
> Poudre d'opium brut . . . . . 0,01 centigrammé.

pour 1 cachet; 5 cachets par jour.

L'*Elixir parégorique*, à la dose de 15 gouttes, 2 à 3 fois par jour, dans un peu d'eau, calmera les coliques et arrêfera la diarrhée.

JAUNISSE (Ictère catarrhal)

État caractérisé par la coloration jaune de toute la peau, d'abord de la conjonctive oculaire, puis du visage, et enfin, de tout le corps. L'ictère s'accompagne de démangeaisons assez vives parfois ; les urines tachent le linge en rouge jaunâtre, et les selles sont souvent décolorées.

Causes. — Émotions, embarras gastrique, fièvre typhoïde, pneumonie, maladies du foie (cirrhose hypertrophique) empoisonnement par l'arsenic ou par le phosphore.

Traitement. — 1° Purgatifs salins (sel de soude). Eau de Carabaña, de Rubinat, de Pullna, 1 verre à bordeaux.

PURGATIF AGRÉABLE :

Sulfate de soude	25 grammes.
Bicarbonate de soude	5 grammes.
Sirop de framboises	30 grammes.
Eau distillée	200 grammes.

Régime lacté pendant quelques jours, 2 à 3 litres de lait bouillie ou stérilisé.

Faire de l'antisepsie intestinale, en prenant 2 fois par jour un cachet :

Benzonaphtol ou bétol	0,50 centigrammes.
Bicarbonate de soude	0,30 centigrammes.
Craie préparée	0,20 centigrammes.

pour 1 cachet. Faire n° 15 semblables.

En dehors du lait, prendre des boissons légèrement acidulées (limonade, orangeade).

Si la constipation persiste, prendre chaque jour une pilule :

Evonymine	0 gr.,02 à 0,05 centigrammes.
Extrait de belladone	0 gr.,01 centigramme.
Poudre de réglisse.	

Ou : Pilules ante cibum, écossaises, du Dr Frank (coloquinte), de podophyllin à 0,01.

Lavements froids à 14 degrés de 1 à 1 litre et 1/2 d'eau.

Les bains d'amidon, le massage, les lotions alcooliques, sont très indiqués.

RHUMATISME

Dès le début, le rhumatisme articulaire sera traité par l'*enveloppement ouaté*, après badigeonnages de *teinture d'iode* et onctions avec le liniment :

Chloroformo	4 grammes.
Camphre	3 grammes.
Laudanum de Sydenham	2 grammes.
Extrait de belladone	2 grammes.
Huile de jusquiame.	200 grammes.

ou avec le *baume tranquille.*

Recouvrir l'ouate de taffetas gommé.

A l'intérieur : *Salicylate de soude*, 2 à 5 grammes par jour en potion ou en cachets de 1 gramme.

POTION

Salicylate de soude.	10 grammes.
Rhum	15 grammes.
Sirop de citron.	35 grammes.
Eau	100 grammes.

Chaque cuillerée à soupe contient 1 gramme de salicylate.

Ou : *Antipyrine*, 1 à 3 grammes en cachets de 1 gramme, toutes les 3 heures.

Ou : *Salophène*, 2 à 5 grammes, en cachets de 1 gramme toutes les 2 heures.

Il est bon de prendre aussi 4 à 5 grammes de *bicarbonate de soude* par jour (eaux de Vichy, de Vals).

Régime lacté. Tisanes de chiendent, de romarin. Limonade au citron. Craindre les complications du côté du cœur.

Le rhumatisme musculaire sera traité par un massage méthodique léger et par les bains de vapeur.

LUMBAGO

C'est le *tour de reins*, rhumatisme musculaire de la région lombaire ou névralgie des nerfs cutanés (froid, effort).

La douleur très vive rend impossible le moindre mouvement du tronc. Durée, 4 à 8 jours.

Dès le début, application de 20 ventouses sèches, région des reins, et même de 3 à 4 ventouses scarifiées. Sinapismes. Cataplasmes sinapisés.

Massage méthodique.

L'injection de sérum artificiel, 5 à 10 grammes dans la masse musculaire réussit quelquefois à supprimer immédiatement la douleur.

LINIMENT POUR FRICTIONS

Chloroforme	10 grammes,
Ether	15 grammes.
Alcoolat de Fioraventi	90 grammes.
Laudanum de Sydenham	2 grammes.

Cas chroniques. — Hydrothérapie, bains de vapeur.

A l'intérieur : *Salicylate de soude*, 2 à 3 grammes par jour en cachets de 1 gramme, ou antipyrine, 2 à 3 grammes.

Le *Salophène* en cachets de 1 gramme, 2 à 4 par jour, réussit souvent dans les cas ou toutes les autres indications ont échoué.

ANTHRAX — FURONCLES

Appliquer des compresses de tarlatane stérilisée dans l'eau bouillante, imbibées d'une des solutions antiseptiques suivantes :

Acide borique	40 grammes.
Eau bouillie	1 litre.

ou :

Laurénol	20 grammes.
Eau bouillie	1000 grammes.

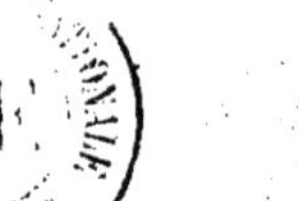

ou :

Sublimé	0,25 à 0,50 centigrammes.
Acide tartrique	1 gramme.
Eau.	1 litre.

Recouvrir ensuite d'une feuille de taffetas gommé. Grands bains.

Il est indispensable de faire analyser l'urine du malade (diabète).

Le médecin devra, si l'anthrax s'étend et suppure, faire une incision cruciale au thermo-cautère ou au galvano-cautère.

ENTORSE

Bain de pied à l'eau froide prolongé, suivi d'un massage méthodique.

Immobiliser ensuite le membre par la compression à l'aide d'une bande de toile fine ou de flanelle bien appliquée.

Placer par-dessus une compresse de tarlatane imbibée d'eau de Goulard (*alcool vulnéraire* et eau blanche).

ÉPISTAXIS (Saignement de nez)

Élever les bras. Aspirer par le nez de l'eau très fraîche. Compresses d'eau glacée sur le front.

Petit tampon d'ouate hydrophile dans les fosses nasales, imprégné de vaseline.

Si ces moyens échouent, introduire un petit morceau d'éponge fine, imbibée d'eau *vinaigrée* ou de jus de citron.

Les cautérisations, dans les cas graves, seront faites par le médecin (nitrate d'argent, galvano-cautère).

PANARIS

Bains antiseptiques (eau phéniquée à 1/200°, ou eau boriquée, 30 grammes pour un litre d'eau).

Appliquer des compresses de *tarlatane* rendues aseptiques par l'immersion dans l'eau bouillante et conservées dans l'eau bouillie. On les trempera dans l'eau *boriquée* tiède :

Acide borique. . . . .   30 grammes.
Eau bouillie . . . .   1 litre.

Recouvrir de taffetas gommé. Maintenir le tout à l'aide d'une bande.

Si les douleurs sont très vives, appliquer des cataplasmes de farine de lin, faits avec de l'eau boriquée.

Le médecin fera une incision profonde, afin d'éviter les complications.

A l'intérieur : prendre un cachet de *Salol*, 0,50 centigrammes, 3 fois par jour.

POUX

Lotions, savonnages avec un savon antiseptique (salol, acide phénique). Bien rincer la tête.

Appliquer, le soir, un peu de la pommade :

Calomel. . . . .   0.25 à 1 gramme.
Vaseline . . . .   30 grammes.

Ou : lotions, matin et soir avec la solution :

Acide salicylique . . . .   3 grammes.
Eau de Cologne. . . . .   100 grammes.
Eau . . . .   200 grammes.

à l'aide d'une petite brosse douce.

Les vêtements seront passés à l'étuve à vapeur sous pression. Changer les draps de lit.

Faire prendre un bain sulfureux.

FAUSSE COUCHE

En cas de menace de fausse couche, pour l'éviter, repos absolu au lit, les cuisses fléchies.

Lavement tiède additionné de 10 à 12 gouttes de *Laudanum de Sydenham*.

Injection chaude contenant, pour un litre d'eau, un paquet :

Sublimé. . . . . } áá 0,50 centigrammes.
Acido tartrique . . . . . }
Teinture de carmin. . . .   III gouttes.

Employer une canule en verre rendue aseptique en la lavant dans un peu de cette solution de sublimé.

NÉVRALGIES (Voir Migraine)

NÉVRALGIE SCIATIQUE

Douleurs vives le long du nerf sciatique. Crampes.

Points douloureux à la pression :

Point fessier;
Point fémoral (partie postérieure de la cuisse);
Point poplité (derrière le genou);
Point situé derrière la malléole externe;
Point plantaire (plante du pied).

Traitement. — Vésicatoires appliqués le long du nerf sciatique (20 centimètres de longueur sur 4 de largeur).

Les pulvérisations à l'aide du *coryleur*, contenant du *chlorure de méthyle* et du *chlorure d'éthyle* dans des proportions telles que le point d'ébullition du mélange soit à 0 degré, produisent une révulsion intense par anesthésie complète sans craindre la production de plaies : 2 pulvérisations par jour, pendant 5 à 8 jours, suffisent ordinairement (stippage).

Lorsque la peau blanchit, on l'essuie avec un tampon d'ouate.

Traitement interne. — Antipyrine, phénacétine (voir *Migraine*). Les injections de *sérum artificiel*, à la dose de 5 à

7 grammes, pratiquées chaque jour dans le sillon fessier, m'ont donné de bons résultats.

Dans les cas rebelles, l'hydrothérapie, les bains de vapeur, le massage, l'électricité seront essayés.

HÉMORRHOIDES

Combattre la constipation (voir ce mot). Bains de siège le soir, lavements frais additionnés de 2 cuillerées à soupe de glycérine neutre.

POMMADE

Extrait d'hamamelis	0,50 centigrammes.
Extrait de ratanhia.	2 grammes.
Extrait de belladone.	0,20 centigrammes.
Lanoline.	15 grammes.
Vaseline.	15 grammes.

à employer 2 à 3 fois par jour.

Si les hémorrhoïdes sont très douloureuses, employer la pommade :

Extrait de belladone. . .	} âa 2 grammes.
Extrait de jusquiame. . .	
Extrait d'hamamelis . . .	0,25 centigrammes.
Vaseline	20 grammes.

De temps en temps un suppositoire :

Extrait de ratanhia	0,25 centigrammes.
Chlorhydrate de morphine . .	0,01 centigramme.
Beurre de cacao	4 grammes.

pour un suppositoire.

Ou :

SUPPOSITOIRE ANTISEPTIQUE CALMANT

Aristol.	0,15 centigrammes.
Extrait d'hamamelis	0,05 centigrammes.
Extrait de belladone	0,01 centigramme.
Beurre de cacao	4 grammes.

pour un suppositoire.

Contre l'hémorrhagie, introduire des petits tampons d'ouate.

9.

hydrophile, enduits de vaseline et saupoudrés d'antipyrine, ou des petits morceaux de glace enveloppés de baudruche.

Prendre, avant chaque repas, une des pilules :

Poudre de capsicum annuum. . . 5 grammes.
Poudre de réglisse. . . . . ⎱ Q. suffisante.
Miel . . . . ⎰

Pour 30 pilules.

Faire des lotions avec de l'eau fraîche contenant, pour 300 grammes d'eau, 10 grammes d'*alun*. Grands bains.

Éviter les grandes fatigues, la constipation, la bicyclette, etc.

APOPLEXIE CÉRÉBRALE

Début brusque. — Le malade a la face congestionnée, de coloration violacée, ses membres sont en résolution complète, il perd connaissance. La respiration est bruyante. On constatera la paralysie d'un côté du corps en soulevant les bras et les jambes du malade ; du côté paralysé, les membres *retomberont brusquement* comme une masse. A la face, la joue paralysée est flasque (le malade a l'air de *fumer la pipe*).

Ranimer le malade par tous les moyens possibles :

Frictions sur tout le corps avec l'alcoolat de Fioraventi, l'alcool camphré, l'eau de Cologne.

Appliquer des sinapismes sur les membres inférieurs, le tronc.

Donner un lavement purgatif :

Sulfate de soude . . . . 15 grammes.
Feuilles de séné . . . . 15 grammes.
Miel de mercuriale . . . . 10 grammes.
Eau bouillante . . . . 300 grammes.

(Ajouter le sulfate de soude en dernier).

Appliquer 3 à 4 sangsues aux apophyses mastoïdes (derrière les oreilles) ou à l'anus. Compresses froides sur le front. Application des ventouses sèches sur la poitrine.

Le médecin appelé aussitôt pratiquera, s'il y a lieu, la saignée au bras.

Après l'attaque. — Laisser reposer le malade, chambre silencieuse bien aérée.

Combattre l'insomnie par cette potion donnée par cuillerées à soupe toutes les heures :

    Bromure de sodium. . . . .   3 grammes.
    Sirop d'éther . . . . ⎫
    Sirop de fleurs d'oranger . . . ⎭ āā 20 grammes.
    Eau . . . . 90 grammes.

ÉPILEPSIE

Accès. — Perte de connaissance. Pâleur de la face, qui devient ensuite violacée. Morsure de la langue. Durée 5 à 10 minutes.

Desserrer les vêtements. Comprimer les carotides (vaisseaux du cou). Applications de compresses froides sur la tête.

Après l'accès. — Prendre pendant quelques jours 2 cuillerées à soupe de la potion :

    Bromure de sodium . . . . . . ⎫
        —   de potassium. . . . . ⎬ āā 5 grammes.
        —   d'ammonium . . . . . ⎭
    Eau de tilleul . . . .   250 grammes.

Bains tièdes. Hydrothérapie méthodique. Surveiller la constipation (voir ce mot). Lait.

II

Asphyxie. Empoisonnements, Hémorrhagies (intestinale, pulmonaire, utérine, etc.), Brûlures.

ASPHYXIE

Submersion. Secours aux noyés. — Enlever les vêtements, couper les cordons, lacets, etc.

Étendre le malade, la tête un peu basse, le corps un peu à droite. Frictions énergiques sur tout le corps. Linges chauds, briques ou boules chaudes promenées le long des membres inférieurs et près du tronc.

Pratiquer la *respiration artificielle* si le malade ne respire pas ou s'il respire difficilement :

1º Comprimer la poitrine à l'aide des deux mains dans un mouvement de va-et-vient, pour rétablir le mouvement respiratoire.

2º Si l'état du malade ne s'améliore pas, faire les *tractions rythmées de la langue* (procédé de Laborde).

Ce procédé a produit les meilleurs résultats, même dans des cas désespérés, après deux heures de mort apparente :

1º Écarter les mâchoires et interposer entre les maxillaires un bouchon ou une clef entourée d'un linge, afin de maintenir la bouche ouverte.

2º Saisir la langue à l'aide d'une pince à pansement ou, à défaut de pince, à l'aide des doigts, l'attirer en dehors de la bouche pendant 2 secondes, la laisser rentrer en la tenant toujours, puis, après quelques secondes, l'attirer en dehors ce mouvement de va-et-vient sera exécuté pendant une heure au moins.

On a rappelé à la vie des noyés après deux heures de soins donnés dans ces conditions.

Quand le malade sera revenu à lui, après l'avoir fait transporter dans un lit bien chaud, on lui donnera cette potion, par cuillerées à dessert toutes les heures :

Acétate d'ammoniaque	3 à 6 grammes.
	(Suivant l'âge.)
Elixir de Garus.	30 grammes.
Julep gommeux.	100 grammes.

Ou :

Sirop d'éther.	30 grammes.
Sirop de fleurs d'oranger. . .	20 —
Eau distillée	80 —

Si le *pouls est faible et irrégulier*, appliquer des ventouses sèches, région du cœur, et faire, à l'aide d'une seringue de Pravaz, une injection sous-cutanée de la solution :

Caféine	2 gr. 50
Benzoate de soude. . . .	3 grammes.
Eau bouillie	10 centimètres cubes.

1/2 seringue à 1 seringue, 3 fois par jour, si c'est nécessaire.

Ou : Injection d'*éther*, 1/2 seringue à 1 seringue de Pravaz.

On ne doit pas quitter un noyé avant d'avoir, pendant 6 heures au moins, employé tous ces moyens et surtout les *tractions rythmiques* de la langue.

Pendaison. Strangulation. — Couper la corde, après avoir pris les précautions nécessaires pour éviter une chute dangereuse; en tous cas, *ne pas perdre de temps*.

Étendre le malade, desserrer la corde ou les liens qui sont autour du cou. Donner de l'air. Frictionner et pratiquer la respiration artificielle (voir ci-dessus). Frictions. Flagellations avec des serviettes mouillées.

Donner une injection sous-cutanée de *caféine* ou d'*éther* (voir ci-dessus la formule). Inhalations d'oxygène.

Faire une saignée, si ces moyens ne donnent pas un résultat immédiat.

Charbon. Gaz d'éclairage. Fosses d'aisances. Poêle mobile. — Ouvrir largement les fenêtres, donner de l'air au malade. Frictionner le malade étendu, la tête un peu haute, avec un gant de crin ou une serviette un peu dure arrosée d'alcool camphré, d'eau de Cologne ou d'eau de lavande. Flagellations sur le visage et sur la poitrine. Pratiquer la respiration artificielle (voir ci-dessus).

Appliquer des sinapismes sur les mollets, les cuisses. Poser des ventouses sèches sur la poitrine, sur les côtés.

Si la respiration s'établit péniblement, faire des insufflations d'*oxygène*. Faire respirer de l'ammoniaque, des sels anglais. Lavement d'un 1/2 litre de café assez fort.

Si l'asphyxie est produite par les *gaz des fosses d'aisances*, faire respirer de l'eau de Javel. Un excellent moyen consiste à placer, à peu de distance du malade, une serviette imbibée de vinaigre contenant un peu d'hypochlorite de chaux, pendant que l'on pratique la respiration artificielle (voir ci-dessus).

Asphyxie par le froid. — Frictionner le malade avec des serviettes trempées dans de l'eau froide qui sera réchauffée peu à peu, si la température du corps s'élève. Faire alors un peu de feu dans la chambre, tout en tenant une fenêtre ouverte.

Pratiquer la *respiration artificielle* (voir *Submersion*).

Quand le malade sera revenu à lui, donner une tasse de thé tiède additionnée d'une cuillerée à café de rhum ou de fine champagne.

Si le *pouls est faible, lent,* donner une injection sous-cutanée d'une 1/2 seringue d'éther ou de 5 à 10 grammes de la solution :

Chlorure de sodium.	2 grammes.
Phosphate de soude	—
Eau distillée	100

(A répéter 2 à 3 fois dans les 24 heures).

Asphyxie par la chaleur. — Faire aussitôt une injection sous-cutanée d'une 1/2 seringue à 1 seringue de Pravaz d'éther (dans la fesse, profondément).

Après avoir déshabillé le malade, coupé les liens, cordons, etc., lui appliquer sur la tête des compresses imbibées d'eau froide ou presque glacée. Pratiquer la respiration artificielle (voir *Submersion*).

Donner un lavement d'un 1/2 litre de *café* fort, ou d'*eau vinaigrée* tiède.

Frictionner les mollets, les bras, la poitrine, y appliquer des sinapismes, si le malade ne revient pas à lui.

Faire ensuite boire un peu de limonade, d'eau acidulée avec quelques gouttes de vinaigre. Pas de grogs, ni de liqueurs, ni de vin.

Asphyxie par les gaz des égouts, des mines, par la foudre, par l'électricité, par les vapeurs éthyliques (vendanges).

Voir ci-dessus : respiration artificielle par les tractions rythmiques de la langue. Inhalations d'ammoniaque, de sels anglais. Sinapismes sur les mollets, les cuisses, région du cœur.

Inhalations d'*oxygène* (si l'on peut s'en procurer). Flagellations de la poitrine, du visage avec des serviettes mouillées.

Donner ensuite au malade, revenu à lui, une cuillerée à dessert de cette potion, toutes les 2 heures :

Acétate d'ammoniaque	2 à 6 grammes.
Sirop d'éther	20 grammes.
Eau de fleurs d'oranger	30 grammes.
Eau	100 grammes.

Les jours qui suivront l'accident, prendre, deux fois par jour, une cuillerée à soupe de vin d'*hémoglobine* ou un cachet contenant :

Hémoglobine	0,25 centigrammes.

Pendant quelques jours, il sera bon d'inhaler de l'oxygène,
Un litre environ par jour en 2 fois, à l'aide de l'appareil Limousin.

EMPOISONNEMENTS

Champignons. — Coliques violentes apparaissant 3/4 d'heure après le repas. Vomissements, diarrhée. Excitation cérébrale intense. Les pupilles sont très dilatées. Le pouls est très lent. Refroidissement des membres. Frissons.

Donner aussitôt un vomitif :

> Poudre d'ipéca . . . . 1 gr. 50
> Sirop d'ipéca. . . . . 50 grammes.

En 3 fois, dans un peu d'eau tiède à 5 minutes d'intervalle. Titiller le fond de la gorge pour provoquer les vomissements.

Cataplasmes chauds sur le ventre. Frictions alcooliques sur tout le corps. Réchauffer le malade. Sinapismes sur les cuisses, les mollets.

Après les vomissements, donner, par cuillerées, un grog chaud ou du café noir très fort.

POTION :

> Sirop d'éther . . . . 30 grammes.
> Carbonate d'ammoniaque . . . . . 2 grammes.
> Eau-de-vie . . . . 10 grammes.
> Sirop de fleurs d'oranger . . . . . 20 grammes.
> Eau . . . . 100 grammes.

Une cuillerée à soupe toutes les heures.

Si la situation est grave : donner une injection sous-cutanée d'une seringue de Pravaz d'*éther* (dans la fesse).

> Ou mieux :

> Sulfate d'atropine . . . . 0,01 centigramme.
> Eau distillée. . . . . 20 grammes.

1/4 de seringue de Pravaz, toutes les 1/2 heures environ (à surveiller).

L'*huile de ricin*, à la dose de 40 grammes, sera toujours administrée.

Gaz d'éclairage. Poêle mobile. Charbon. — (Voir *Asphyxie*.)

Moules. — Une demi-heure après le repas, malaise, coliques, douleurs au creux de l'estomac, fièvre, démangeaisons très vives sur tout le corps. Sorte d'urticaire.

Traitement. — Vomitif (voir ci-dessus *Champignons*) immédiatement administré.

Réchauffer le malade (sinapismes, boules d'eau chaude, frictions sur tout le corps), café fort, grogs.

Donner un purgatif : *huile de ricin*, 30 à 40 grammes.

Contre les démangeaisons, l'urticaire, faire des lotions *vinaigrées* ou *phéniquées* :

> Acide phénique . . . .   10 grammes.
> Eau . . . .   1 litre.

Saupoudrer ensuite de :

> Poudre d'amidon. . . . . }
> Poudre de talc. . . . . } ââ 15 grammes.

Les injections sous-cutanées d'*éther* ou de *caféine* seront faites dans les cas graves :

SOLUTION :

> Caféine. . . . . }
> Benzoate de soude . . . . } ââ 2 gr. 50
> Eau . . . .   10 grammes.

1 à 2 seringues de Pravaz.

Pendant quelques jours, régime lacté, lait coupé d'eau de Vichy ou d'eau de Vals (Saint-Jean).

BRULURES

1er degré : **Brûlures légères.** — Bains tièdes. Faire des irrigations froides avec :

> Acide borique ou laurénol . . . .   20 grammes.
> Eau . . . .   1 litre.

Et appliquer des compresses de tarlatane fine stérilisée dans l'eau bouillante imprégnées de glycérine neutre.

2e degré : **Eau bouillante.** — L'épiderme est désorganisé ; il y a des ampoules.

Appliquer des compresses d'*eau boriquée* froide (voir ci-dessus) après avoir ouvert les ampoules à l'aide de ciseaux rendus aseptiques (les passer à la flamme d'une lampe à alcool).

S'il y a de la suppuration, appliquer de la gaze stérilisée (eau bouillante) après l'avoir imbibée de :

Salol	2 grammes.
Eau de chaux	10 —
Glycérine neutre	100 —
Laudanum de Sydenham	X gouttes.

Ou de Liniment oléo-calcaire additionné de 3 0/0 de Laurénol.

Ce *nouveau traitement* est excellent : appliquer des compresses de tarlatane imbibées de la solution saturée :

Acide picrique	10 grammes
Eau stérilisée, bouillie.	1000 grammes.

Le pansement appliqué (gaze, puis ouate hydrophile), recouvrir le tout de taffetas gommé ou d'une toile imperméable quelconque ; on évitera souvent la suppuration et la partie malade se trouvera ainsi dans un bain d'humidité qui calmera les douleurs et modérera l'inflammation.

Les brûlures profondes du 3e degré (*flamme, métal porté au rouge*), du 4e degré et du 5e degré, nécessitent un traitement que le chirurgien prescrira : bains, lotions antiseptiques au sublimé (à surveiller), greffes cutanées, sutures des paupières, amputation, etc.

Le traitement médical (potion calmante, injections sous-cutanées d'éther, opium, lavement de chloral), etc., sera employé dans ces cas graves.

HÉMORRHAGIES

Hémorrhagie intestinale. — Repos absolu au lit. Sac en caoutchouc contenant des petits morceaux de glace appliqué sur le ventre. (Avoir soin d'interposer de la flanelle en double.)

Boissons très froides, en petite quantité. Faire sucer des petits morceaux de glace.

Appliquer des sinapismes sur les mollets, sur les cuisses.

LAVEMENT :

Extrait de ratanhia.	1 gramme.
Teinture d'hamamelis virginica . .	XX gouttes.
Eau froide . .	150 grammes.

L'ergotine, si l'hémorrhagie persiste, sera prescrite par le médecin.

POTION A L'ERGOTINE :

Ergotine .	1 gramme.
Teinture d'hamamelis.	XXV gouttes.
Sirop de ratanhia.	20 grammes.
Eau .	100 —

1 cuillerée à soupe toutes les demi-heures.

Hémorrhagie nasale (voir *Epistaxis*).

Hémorrhagie pulmonaire (*Hémoptysie*). — Coucher le malade. Immobilité absolue. Lait froid par petites quantités. Boissons glacées, bouillon froid. Faire sucer des petits morceaux de glace.

Faire appliquer 30 à 40 ventouses sèches (dos et poitrine).

Sinapismes aux mollets; potion d'ergotine (adultes). (Voir ci-dessus.)

Si l'hémorrhagie persiste, donner un vomitif :

Poudre d'ipéca .	1 gr. 50
Sirop d'ipéca .	40 grammes.

En 3 fois (adultes).

Chez les enfants, le *sirop d'ipéca* donné par cuillerées à dessert, toutes les 5 minutes, suffira.

Hémorrhagie utérine (voir *Fausse couche*). — Injections très chaudes, (40 degrés à 44 degrés) contenant, pour 2 litres d'eau, un paquet :

Sublimé . . . .   0,50 centigrammes.
Acide tartrique. . . . .   1 gramme.
Teinture d'indigo. . . . . . . III gouttes.

Pour un paquet. N° 10.

Repos absolu au lit, les cuisses fléchies. Vessie de glace sur le ventre (interposer une flanelle double).

Boissons glacées, par petites quantités : lait, bouillon, champagne.

Donner de l'ergotine si *l'utérus est vide, s'il n'y a pas lieu de songer à une fausse couche.*

POTION :

Teinture d'hamamelis virginica . .   1 gramme.
Teinture de cannabis indica. . . .   2 grammes.
Elixir de Garus. . . . .   20 grammes.
Sirop simple . . . .   30 grammes.
Eau. . . . . 100 grammes.

1 cuillerée à soupe toutes les 2 heures.

La malade devra aussitôt appeler un médecin gynécologue.

III

Accès dans certaines maladies chroniques.

ASTHME, COLIQUES HÉPATIQUES, COLIQUES NÉPHRÉTIQUES,
MIGRAINE.

ASTHME

Le premier accès *débute brusquement la nuit*. Le malade se réveille par le besoin de respirer. Il se lève, ouvre la fenêtre, se cramponne à la barre d'appui, fait de vains efforts pour respirer. Angoisses. Oppression. L'inspiration est *sifflante*, c'est très caractéristique. On constate le gonflement des veines du cou, la bouffissure du visage; les yeux sont rouges, larmoyants. L'accès se termine par des vomissements de glaires, de crachats mousseux. Le malade ressent alors un grand bien être.

Traitement de l'accès. — *Inhalations* : nitrite d'amyle, III à V gouttes sur un mouchoir.

Ou : Iodure d'éthyle, V à X gouttes.

Ou : Pyridine, en mettre une cuillerée à café dans une soucoupe très chaude, et respirer profondément.

Fumigations narcotiques : Poudre de feuilles de datura, de jusquiame, de belladone, de lobélie, etc.

Fumer des cigarettes d'Espic (opium, belladone, jusquiame).

Si l'accès persiste :

Badigeonner la pituitaire (muqueuse des fosses nasales) avec un pinceau trempé dans la solution :

> Cocaïne (chlorhydrate de). . . 0,50 centigrammes.
> Eau distillée. . . . . 10 grammes.

10.

Prendre un cachet, toutes les demi-heures, contenant :

Antipyrine.	1 gramme.
Bromhydrate de quinine. . .	0,15 centigrammes.

Pour un cachet. — Faire n° 10.

Si tous ces moyens échouent, donner une injection sous-cutanée de *morphine*, à l'aide de la seringue de Pravaz :

Chlorhydrate de morphine. .	0,10 centigrammes.
Eau distillée.	10 grammes.

1 à 2 seringues dans les 24 heures. Ne pas en abuser, le malade deviendrait morphinomane très facilement.

Et, pendant la journée suivante, prendre en trois fois la potion :

Iodure de potassium	1 à 3 grammes.
Teinture de lobélie	X gouttes.
Sirop thébaïque.	30 grammes.
Sirop d'éc. d'oranges amères.	10 grammes.
Eau distillée	90 grammes.

Dans l'*intervalle des accès*, traiter la cause qui provoque les crises :

Herpétisme. — Arséniate de soude, 2 à 5 milligrammes par jour. Liqueur de Fowler (arséniate de potasse), 3 à 5 gouttes avant les repas.

Goutte. — Iodure de potassium, 1 à 3 grammes par jour; iodure de sodium, 0,50 centigrammes à 2 grammes par jour. Alcalins : bicarbonate de soude, 1 à 3 grammes par jour.

L'emploi du salicylate de lithine donne d'excellents résultats :

Salicylate de lithine	10 grammes.
Eau	300 grammes.

1 cuillerée à soupe matin et soir.

Eaux minérales : Vichy; Royat.

Origine nerveuse. — Saison à la Bourboule ou au Mont-Dore, suivant les cas.

Suivre 10 jours par mois, le traitement bromuré :

> Bromure de potassium. . . . . } áá 10 grammes.
> Bromure de sodium . . . . . . }
> Sirop d'éc. d'oranges amères. .   50 grammes.
> Eau.   250   —

1 cuillerée à soupe matin et soir. Chaque cuillerée contient 1 gramme de bromure.

Les bains d'air comprimé et les inhalations d'oxygène sont aussi à conseiller.

COLIQUES HÉPATIQUES

La colique hépatique débute ordinairement 3 à 4 heures après le repas, après la digestion de l'estomac.

Le malade ressent une *douleur vive* dans le côté droit du ventre, dans la région de l'estomac et même vers l'épaule droite. Nausées, vomissements aqueux, souvent syncope.

Le calcul, entraîné par la bile vers l'intestin, est la cause de toutes ces douleurs.

Traitement de l'accès. — Cataplasmes très chauds, arrosés de 10 gouttes de *laudanum de Sydenham*, appliqués région du foie.

Grands bains alcalins chauds prolongés.

Injection hypodermique, à l'aide de la seringue de Pravaz, d'un centimètre cube (seringue pleine) de la solution :

> Chlorhydrate de morphine . .   0,10 centigrammes.
> Eau distillée. . . . .   10 grammes.

Ou, prendre toutes les 1/2 heures une cuillerée à soupe de la potion :

> Sirop thébaïque. . . . .   30 grammes.
> Sirop d'éther . . . .   40 grammes.
> Eau distillée . . . .   60 grammes.

> Ou :

> Éther. . . . .   3 à 5 perles.

L'*antipyrine*, à la dose de 3 grammes par cachets de 1 gr., pris toutes les heures, est un bon calmant.

Si la fièvre est intense :

Salicylate de soude.	3 à 5 grammes.
Sirop de limons.	30 grammes.
Eau	100 grammes.

En 4 fois, dans les 24 heures.

Si l'expulsion du calcul tarde, prendre toutes les 1/2 heures une cuillerée à soupe d'huile d'olives (6 à 10 cuillerées).

Purgatifs : eaux de Carabaña, de Rubinat, de Villa-Cabras. Pilule de *podophylle* de 1 à 2 centigrammes.

Eaux minérales : Vichy, Vals, Royat, Carlsbad (voir *Régime alimentaire*).

COLIQUES NÉPHRÉTIQUES (Lithiases urinaires)

Accès de douleurs provoquées par le passage des calculs. La douleur est ressentie surtout dans la région du rein (gauche ou droit). Nausées, vomissements. Le malade se roule par terre, tant la douleur est atroce. Durée : quelques heures à quelques jours.

Traitement de l'accès. — Bains chauds alcalins prolongés. Injections hypodermiques de *morphine* (voir ci-dessus), le meilleur calmant.

Recouvrir la région douloureuse de cataplasmes chauds, arrosés de 10 gouttes de *laudanum de Sydenham*.

Toutes les 1/2 heures, une pilule :

Extrait thébaïque	0,02 centigrammes.
Excipient Q. S.	

Pour une pilule. Nº 5.

Ou 1 cuillerée à soupe, toutes les heures, du sirop de chloral suivant :

Hydrate de chloral.	4 grammes.
Bromure de potassium	1 à 2 grammes.
Sirop de menthe	30 grammes.
Eau distillée	100

Ou :

Antipyrine . . . . 0,50 centigrammes.

pour un cachet; 3 ou 4 cachets, à 1/2 heure d'intervalle.

Si les douleurs sont intolérables, le médecin pourra administrer le chloroforme, à petite dose.

Boissons diurétiques : tisanes de chiendent, de queues de cerises, de romarin (voir *Régime alimentaire, hygiène*).

MIGRAINE

Bien des médicaments et traitements ont été employés pour combattre les crises violentes de migraine.

C'est une affection nerveuse, dont les causes sont souvent difficiles à élucider : anémie, chloro-anémie, arthritisme, goutte, travaux prolongés, veilles, odeurs, émotions, lumière vive, sons aigus, indigestion, etc.

Les accès reviennent souvent à des époques fixes, toutes les semaines, toutes les quinzaines..... souvent accompagnés de vomissements.....

Il faut donc, avant tout, soigner l'état général. Les anémiques suivront un traitement hydrothérapique, prendront des ferrugineux (protoxalate de fer, 0,15 centigrammes, en un cachet, 1 avant chaque repas), et des stimulants du système nerveux (kola, coca, quinquina); les herpétiques, rhumatisants se traiteront par l'arsenic :

Liqueur de Fowler (arsén. de pot.).　　4 grammes.
Teinture de noix vomique . . . .　　5　　—

4 à 6 gouttes, avant chaque repas, dans une cuillerée d'eau.

Les arthritiques se soumettront au traitement alcalin : *bicarbonate de soude*, 2 à 4 grammes par jour, en cachets ; ou, eau de Vichy (source Saint-Yorre), 2 à 3 verres par jour, 15 jours par mois.

Accès. — Repos dans l'obscurité.

L'*antipyrine* à la dose de 2 grammes par cachets de 1 gramme réussit généralement.

CACHETS CONTRE LA MIGRAINE :

Bromhydrate de quinine . . .	0,15 centigrammes.
Phénacétine	0,25 centigrammes.

pour un cachet. 2 cachets par jour.

Les pulvérisations de *chlorure de méthyle* sur le front, les compresses fraîches (eau sédative), les bains de pieds sinapisés doivent être essayés au début de l'accès.

Le *laudanum de Sydenham*, à la dose de cinq gouttes, dans un peu d'eau sucrée réussit chez les nerveux et les neurasthéniques, ainsi que le *bromure de potassium*, 1 à 2 grammes dans un peu d'eau sucrée, ou en lavement, si l'estomac est délicat.

La *migrainine*, de 0,50 centigrammes à 1 gr.50; l'*hypnal*, 1 à 3 grammes (voir grippe); la *cérébrine* iodée ou bromée (1 à 2 cuillerées à soupe); l'*exalgine*, sont des médicaments anti-nerveux assez employés.

L'hydrothérapie méthodique suivie de massage ou de kinésithérapie, produit les meilleurs effets.

IV

Maladies contagieuses.

DÉSINFECTION. — PROPHYLAXIE. — MESURES PRÉVENTIVES.
TRAITEMENT.

Diphtérie, Choléra, Fièvre typhoïde, Scarlatine, Rougeole,
Varicelle, Variole, Tuberculose pulmonaire.

DIPHTÉRIE (Voir ANGINES)

Hygiène. Prophylaxie. — Isolement dans une chambre sans rideaux, sans tapis, sans bibelots.

Mettre auprès du malade une garde expérimentée qui revêtira une grande blouse en toile blanche; elle la quittera dans une pièce voisine, qui servira de vestiaire et de cabinet de toilette aux médecins et aux rares personnes qui s'approcheront du malade :

3 blouses de toile blanche;
1 pulvérisateur de Richardson avec monture en caoutchouc;
2 brosses à ongles;
1 bouteille de laurénol ou de coaltar saponiné;
2 cuvettes en porcelaine.

L'une d'elle contiendra une solution de sublimé à 0,50/1000ᵉ :

Sublimé.	ăă 0,50 centigrammes.
Acide tartrique	
Teinture d'indigo	III gouttes.

Pour 1 paquet. En faire 10. 1 paquet pour 1 litre d'eau.
1 savon antiseptique (sublimé, salol, acide phénique, etc.)

Dans le pulvérisateur, on mettra la solution :

    Eau de Cologne . . . .   150 grammes.
    Eau . . . .   150 grammes.
    Laurénol. . . . .   5 grammes.

Cette solution sera pulvérisée sur le visage et sur la barbe des personnes qui auront pris contact avec le malade.

Se gargagariser trois à quatre fois par jour avec :

    Acide phénique. . . . .   2 grammes.
    Eau . . . .   500 grammes.
    Alcoolat de menthe. . . . .   5 grammes.

Le linge, les vêtements du malade seront placés dans une boîte spéciale et envoyés dans un sanatorium pour y être passés à l'étuve à vapeur.

Les couverts, les tasses, les assiettes, les verres seront, après chaque repas, trempés dans l'eau bouillante (terrine spéciale).

SOLUTION POUR DÉSINFECTER LES GARDE-ROBES

    Sulfate de cuivre. . . . .   50 grammes.
    Eau. . . . .   1 litre.

Traitement. — Dès que la diphtérie aura été diagnostiquée par l'examen bactériologique de fausses membranes contenant les bacilles diphtériques, le médecin devra aussitôt se procurer du *sérum antidiphtérique* de Roux, récemment préparé, et faire une injection de 10 à 20 centimètres cubes.

1er jour, 10 à 20 centimètres cubes.

2e jour, 10 à 20 centimètres cubes (en 2 fois, matin et soir).

3e jour, 10 centimètres cubes (en 2 fois, matin et soir).

Le nombre d'injections et la quantité de sérum injecté dépendent de la gravité et de la nature de la diphtérie.

La garde fera, toutes les 2 heures, des irrigations tièdes d'un litre d'eau boriquée (30 grammes pour un litre d'eau bouillie), à l'aide d'une canule abaisse-langue en forme de palette (modèle de Collin), adaptée au tube en caoutchouc de la douche d'Esmarch, en métal émaillé ou en verre.

Toutes les 3 heures on fera, à l'aide d'un petit pinceau

d'ouate hydrophile, des badigeonnages sur les parties malades
de la gorge avec le collectoire :

> Acide salicylique . . . .   1 gramme.
> Borate de soude . . . .   2 grammes.
> Glycérine neutre . . . .   60 grammes.

Il sera bon, afin d'éviter l'envahissement des fosses nasales,
d'y introduire, matin et soir, un peu de la pommade :

> Menthol . . . .   0,25 centigrammes.
> Vaseline. . . . .   30 grammes.

Ou :

> Acide borique . . . .   1 gramme.
> Vaseline. . . . .   30 grammes.

L'analyse d'urine (albuminurie) donnera des indications bien
utiles pour la direction du traitement et du régime alimentaire
(régime lacté exclusif).

La quarantaine durera de 2 à 3 mois.

Faire désinfecter ensuite tous les objets, tentures, tapis,
vêtements en les faisant passer à l'étuve.

Les murs et les parquets des chambres, couloirs, seront
soumis à des lavages et à des pulvérisations antiseptiques
(Ordonnance du 30 novembre 1892), sous la surveillance de la
Préfecture de police.

CHOLÉRA

Hygiène. Prophylaxie. — Isoler le malade rigoureusement.
Enlever les rideaux, tentures, tapis, qui seront désinfectés
par l'étuve à vapeur, à 120 degrés.

Les personnes de l'entourage du malade : médecin, infir-
miers, etc., se laveront les mains, après s'être approchés du
malade, dans une cuvette d'eau contenant un demi-verre de
la solution :

> Sulfate de cuivre . . . .   100 grammes.
> Eau distillée . . . .   1 litre.

et se rinceront la bouche avec de l'eau laurénolée (5 grammes
par litre).

11

Désinfecter les selles, en versant dans le vase un 1/4 de litre de cette solution.

Les cabinets d'aisance et les endroits souillés seront lavés avec cette solution étendue d'eau chaude par parties égales.

Les linges, chemises, mouchoirs, etc., seront soumis pendant 1/4 d'heure à l'action de l'eau bouillante.

Traitement. — *Arrêter la diarrhée :*

Salicylate de bismuth . . . . .   3 à 6 grammes.
Laudanum de Sydenham. . . .   V gouttes.
Sirop de ratanhia . . . .   20 grammes.
Julep gommeux . . . . 100 grammes.

Potion à prendre en trois fois.
    Ou :

Acide lactique . . . .   2 à 3 grammes.
Sirop de fleurs d'oranger . . .   30 grammes.
Eau . . . . 100 grammes.

une cuillérée à soupe toutes les heures.

Cataplasmes chauds sur le ventre, arrosés de 5 à 10 gouttes de laudanum de Sydenham.

Contre les vomissements. — Boissons gazeuses, eau de Seltz, champagne, petits morceaux de glace.

Potions de Rivière : une cuillerée à soupe toutes les 1/2 heures de chacune des deux potions.
    Ou :

Elixir parégorique . . . . 10 à 15 gouttes.

toutes les heures dans un peu d'eau.
    Ou :

Acétate d'ammoniaque . . . . . .   3 grammes.
Sirop d'éther . . . .   40 grammes.
Teinture de cannelle . . . .   5 grammes.
Eau-de-vie . . . .   20 grammes.
Julep gommeux. . . . . 100 grammes.

Une cuillerée à soupe toutes les 1/2 heures.

Injections sous-cutanées d'*éther*, 1/2 à 1 seringue de Pravaz.

Contre le refroidissement, l'algidité. — Frictions. Boules d'eau chaude. Briques.

SOLUTIONS POUR FRICTIONS

Chloroforme	10 grammes.
Teinture de cantharides.	20 grammes.
Eau de Cologne.	150 grammes.

Ou :

Baume de Fioraventi.	200 grammes.
Huile de térébenthine.	30 grammes.
Teinture de cantharides.	20 grammes.
Laudanum de Sydenham.	4 grammes.

Boissons chaudes. Infusion théiforme et rhum. Café avec fine champagne, grogs.

Injections hypodermiques avec une seringue de Pravaz de :

Caféine	} ââ 2 gr. 50.
Benzoate de soude	}
Eau stérilisée.	10 grammes.

Injections de *sérum artificiel.* Inhalations d'oxygène.

SOLUTION POUR DÉSINFECTER LES MAINS

Sublimé.	1 gramme.
Acide tartrique	1 gramme.
Chlorure de sodium	3 grammes.
Eau.	1 litre.
Teinture d'indigo	X gouttes.

Solution qui sera pulvérisée sur le visage des personnes qui auront pris contact avec le malade :

Sublimé	0 20 centigrammes.
Eau de Cologne	} ââ 150 grammes.
Eau bouillie	}

EAU DENTIFRICE ANTISEPTIQUE :

Thymol.	0,50 centigrammes.
Borate de soude.	2 grammes.
Eau.	1 litre.

Les vêtements, le linge du malade, seront envoyés à l'étuve municipale ou dans un sanatorium, dans une boîte spéciale.

Les assiettes, les couverts, les verres seront, après chaque repas du malade, trempés dans l'eau bouillante (terrine spéciale)..

Le parquet de la chambre du malade ne sera pas balayé, mais lavé avec un linge suffisamment imbibé de la solution :

> Sulfate de cuivre. . . . . 50 grammes.
> Eau . . . . 1 litre.

Ce linge sera aussitôt brûlé.

Ne pas ouvrir les fenêtres de la chambre du scarlatineux, et ne secouer aucun tapis ni linge.

Les déjections, matières, crachats, urine, seront désinfectés à l'aide de la solution :

> Sulfate de cuivre. . . . . 50 grammes.
> Eau . . . . 1 litre.

Un verre de cette solution antiseptique sera versé dans le vase; le seau hygiénique et le crachoir seront aussitôt vidés dans les cabinets d'aisance, qui seront désinfectés par l'équipe de la Préfecture de police (service des épidémies).

FIÈVRE TYPHOÏDE

Hygiène. Prophylaxie. — Isoler le malade (voir *Choléra*). Enlever les tapis, rideaux, etc. Désinfecter les déjections en versant dans le vase un verre de la solution :

> A. Sulfate de cuivre . . . . 50 grammes.
> Eau . . . . 1 litre.

> Ou mieux :

> B. Sublimé . . . . 1 gramme.
> Sulfate de cuivre . . . . 10 grammes.
> Chlorure de sodium . . . . 1 gramme.
> Acide tartrique . . . . 4 grammes.
> Eau distillée . . . . 1000 grammes.

Laver les cabinets d'aisance avec la solution A.

La solution B sera employée pour la désinfection des mains

qui seront souvent lavées et brossées, et ensuite arrosées d'eau de Cologne.

Les linges souillés seront trempés dans la solution A, et soumis à l'action de l'eau bouillante pendant un 1/4 d'heure.

Les personnes qui s'approcheront du malade, médecin, interne, parents, devront se laver les mains dans la solution B, et se rincer la bouche avec de l'eau *boriquée* à 30/1000.

SCARLATINE

Hygiène. Prophylaxie. — Isolement *absolu* du malade pendant 40 jours au moins.

Enlever les tapis, rideaux, etc., qui seront passés à l'étuve à 120 degrés.

Choisir une garde ayant eu déjà la scarlatine.

Les quelques personnes (médecins, gardes, parents), qui s'approcheront du malade, devront revêtir une grande blouse de toile blanche qu'elles quitteront dans une pièce voisine qui servira de vestiaire et de cabinet de toilette.

Incubation. — 2 à 5 jours.

Invasion. — Fièvre, 38 à 41 degrés. Pouls, 120 à 130. Frissons. Convulsions quelquefois. Vomissements.

Le *mal de gorge* est de règle, les amygdales sont tuméfiées (angine scarlatineuse).

Au bout de 24 à 30 heures apparaissent, sur le tronc, de larges plaques *rouge granité foncé*, puis sur les membres, au voisinage des articulations, le cou, le visage.

La langue se dépouille de son enduit et devient *rouge framboisé*.

La *desquamation* apparaît après la chute de la fièvre, du 5e au 8e jour, commençant par le cou et la poitrine.

ROUGEOLE

Incubation. — 6 à 15 jours.

Invasion. — Fièvre, 38 à 39 degrés. Catarrhe nasal. Larmoiements. Éternuements.

La face est bouffie, d'un rouge très net. Voix rauque, toux férine (sèche et presque continue).

L'éruption débute par le palais qui est piqueté rouge.

Taches rosées d'abord sur la face, les joues, le menton, puis sur la poitrine et sur les membres.

Petites taches *rose vif*, déchiquetées sur les bords, du volume d'une lentille, réunies ou séparées par des intervalles de peau saine.

TRAITEMENTS DE LA SCARLATINE ET DE LA ROUGEOLE

Traitement. — Dès le début de la rougeole ou de la scarlatine, isolement absolu (voir *Diphtérie*).

Séjour au lit dans une chambre spacieuse, aérée, chaude.

Pour favoriser la sortie de l'éruption, faire prendre de 2 en 2 heures une cuillerée à dessert de la potion :

            Acétate d'ammoniaque . . . .   2 à 5 grammes.
            Sirop de punch. . . . .   30 grammes.
            Eau. . . . . 100 grammes.

Contre la fièvre :

            Sulfate de quinine . . . 0,05 à 0,20 centigrammes.

Traiter l'*angine scarlatineuse* par les badigeonnages avec : .

            Acide salicylique. . . . . . . 0,25 centigrammes.
            Borate de soude . . . .   1 gramme.
            Glycérine neutre. . . . . . .   50 grammes.

(3 fois par jour).

Régime lacté.

S'il y a de la congestion pulmonaire, de l'oppression, faire appliquer des ventouses sèches sur la poitrine et sur le dos.

L'analyse d'urine sera faite tous les jours, la néphrite scarlatineuse étant très fréquente (albuminurie); dans ce cas, le malade ne prendra que du lait pour toute nourriture.

On fera de la révulsion sur les reins avec la *teinture d'iode* en badigeonnages ou en appliquant des ventouses sèches dans les cas graves.

Pendant la convalescence de la rougeole (dans le 12e jour environ) éviter le froid humide.

La convalescence de la scarlatine est longue, le malade doit rester au moins 6 semaines à la chambre, la période de desquamation étant très dangereuse pour les personnes qui s'approcheraient de lui.

Les tentures, rideaux, tapis, vêtements, linges, seront aseptisés par l'étuve, et l'appartement du malade sera livré au service des épidémies qui le désinfectera sous la surveillance de la Préfecture de police.

VARICELLE

Début brusque. — Malaise général, courbature légère, température, 38 degrés à 39°,5.

Éruption.. — Après 24 heures, taches rosées disséminées. Vésicules claires, petites bulles renfermant un liquide citrin, sur le tronc, les bras, les jambes, le visage et même sur le voile du palais (stomatite).

Le 3e jour, les vésicules se dessèchent et disparaissent.

Traitement. — Repos au lit, diète, lait chaud, tisanes chaudes.
Purgatif dès le début, *huile de ricin*, 10 à 20 grammes, suivant l'âge.

Contre les démangeaisons, saupoudrer avec :

> Acide borique pulvérisé . . . . 5 grammes.
> Poudre d'amidon . . . . } āā 10 grammes.
> Poudre de talc . . . . }

Faire l'analyse des urines dans le cas d'albuminurie (régime lacté).

VARIOLE

Pour l'éviter, se faire vacciner tous les 10 ans environ.

Incubation. — 8 à 12 jours. Vomissements. Maux de tête, douleurs le long de la colonne vertébrale. Convulsions chez les enfants. Fièvre, 39, 40 à 41 degrés.

Invasion. — 2 à 4 jours. Taches d'abord sur le visage, sur le front, la bouche, puis sur le tronc et les membres. Ces taches deviennent des *papules*, petites élevures de la peau dont la grandeur varie : elles sont rondes et entourées d'un cercle rosé (durée, 24 heures). Les papules se transforment en *vésicules* arrondies contenant un liquide séreux citrin (durée : 3 jours). Leur grandeur et leur façon de se grouper varient (variole discrète, variole confluente, variole cohérente, etc.).

La fièvre tombe, l'état général devient meilleur. Les vésicules suppurent plus ou moins, se dessèchent (furoncles, abcès).

Traitement. — Chambre spacieuse, chauffée à 18 degrés.

Boissons chaudes : tisane de bourrache, infusions théiformes chaudes, lait chaud.

Bouillon, limonade vineuse.

POTION STIMULANTE

Acétate d'ammoniaque	2 à 8 grammes.
Sirop de punch.	30 grammes.
Eau.	100 grammes.

Une cuillerée à dessert toutes les heures.

On atténuera la suppuration en donnant la médication *éthéro-opiacée :*

Sirop thébaïque.	30 grammes.
Éther sulfurique.	2 —
Teinture de musc.	X gouttes.
Eau.	120 grammes.

1 cuillerée à soupe toutes les 2 heures (pour les adultes).

Chez les enfants (6 à 12 ans) :

> Sirop d'éther. . . . . . . 20 grammes.
> Extrait thébaïque . . . . 0,01 à 0,02 centigrammes.
> Eau . . . . 100 grammes.

1 cuillerée à dessert, de 2 en 2 heures.

S'il y a une forte fièvre, 39 degrés à 40°,5, donner des bains tièdes (25 à 30 degrés), durée, 10 minutes ; et faire prendre du bromhydrate de quinine :

> Bromhydrate de quinine.   0,10 à 0,20 centigrammes.

Pour 1 cachet, 2 par jour.

Le médecin prescrira les pulvérisations à base de *sublimé* dissous dans l'*éther*.

Pendant la convalescence, bains d'amidon et frictions sur le corps avec la pommade :

> Acide tartrique . . . .   1 gramme.
> Vaseline . . . .   50 grammes.
> Teinture de benjoin . . . .   X gouttes.

Brûler les croûtes, squames, écailles provènant de la desquamation du malade.

Hygiène. Prophylaxie. Désinfection. — Isolement *rigoureux* du malade.

Enlever les tentures, tapis, rideaux, qui seront passés à l'étuve à 120 degrés.

Ne laisser pénétrer dans la chambre du malade que les personnes revaccinées ; et ces personnes (médecin, garde, internes) devront se revêtir d'une grande blouse qu'elles quitteront en partant (Voir *Diphtérie*).

1º Se laver les mains, après avoir touché le malade, avec la solution :

> Sublimé . . . .   1 gramme.
> Acide tartrique . . . .   4 grammes.
> Sulfate de cuivre . . . . 5 . —
> Eau. . . . .   1 litre.

Les brosser pendant une minute au moins.

2° Se pulvériser sur le visage, à l'aide du pulvérisateur de Richardson, la solution :

Sublimé . . . . 0,15 centigrammes.
Eau de Cologne . . . . } āā 150 grammes.
Eau . . . . }

3° Se rincer la bouche avec la solution *boriquée* à 30/1000. Ne manger ni boire auprès du malade.

Les matières, déjections, vomissements, etc., du malade, seront jetés dans un seau de porcelaine et arrosés d'un verre de la solution forte :

Sublimé . . . . 1 gramme.
Sulfate de cuivre . . . . 40 grammes.
Eau . . . . 1 litre.

Les croûtes, poussières venant du varioleux, seront brûlées..., le parquet de la chambre ne sera balayé qu'après avoir été lavé avec un linge imbibé de la solution :

Laurénol. . . . . 30 grammes.
Eau . . . . 1 litre.

ou couvert de sciure de bois imprégnée de cette solution.

Les vêtements, linges, matelas, etc., seront passés à l'étuve à vapeur sous pression à 120 degrés. Les locaux seront désinfectés par un sanatorium ou par l'équipe de la Préfecture de police (service des épidémies).

TUBERCULOSE PULMONAIRE (Phtisie pulmonaire)

Hygiène. Désinfection. — Isolement du malade dans un sanatorium. (Voir page 162 *Sanatoria*).

Désinfecter les crachoirs avec la solution :

Sublimé . . . . 1 gramme.
Acide tartrique. . . . . 1 —
Teinture d'indigo. . . . . XV gouttes.
Eau . . . . 1 litre.

Les mouchoirs, linges souillés, seront trempés]dans une solution antiseptique (terrine spéciale).

                Sulfate de cuivre . . . .   50 grammes.
                Eau . . . .   1 litre.

et séjourneront ensuite pendant un quart d'heure dans l'eau bouillante.

Défendre au malade de cracher par terre.

Des crachoirs seront placés dans toutes les pièces; ils contiendront de la sciure de bois arrosée de la solution de laurénol à 3 0/0. Les vider dans les cabinets d'aisance.

Désinfecter la chambre du malade, en y faisant brûler, matin et soir, dans une soucoupe, 3 à 4 cuillerées de :

                Teinture d'eucalyptus . . . .   30 grammes.
                Thymol . . . .   5 grammes.
                Créosote de hêtre . . . .   6 grammes.
                Eau de Cologne . . . . 500 grammes.

Frictions sur tout le corps, avec :

                Acide phénique . . . .   5 grammes.
                Eau de Cologne . . . .   1 litre.

à l'aide d'un morceau de flanelle.

Transport des contagieux, des malades et des blessés

SERVICE DES CONTAGIEUX ET AMBULANCES MUNICIPALES

AMBULANCES MUNICIPALES

Service gratuit pour le transport des malades dont l'état exige l'admission d'urgence dans les hôpitaux.

Ce service peut être également utilisé pour les malades ou blessés dont le transport à domicile ou à une gare serait demandé.

Pour obtenir le *transport d'un malade à l'hôpital* (fièvre typhoïde, scarlatine, diphtérie, variole, rougeole, érysipèle, coqueluche, fièvre puerpérale, etc.), il faut produire, autant que possible, un *certificat médical* constatant la nature de la maladie, et demander au poste de police ou au commissariat une voiture spéciale.

On peut s'adresser aux stations municipales de voitures d'ambulance : rue de Chaligny, 21, ou rue de Staël, 6, soit verbalement, soit par écrit, télégramme ou téléphone. Les réquisitions peuvent être faites soit par la famille, soit par MM. les médecins et pharmaciens, ou par MM. les commissaires de police. Le médecin traitant peut faire connaître son diagnostic et les motifs qui justifieraient, à son avis, une admission d'urgence.

Stations municipa'es de voitures d'ambulance.

Station de l'Hôtel-Dieu.
Station de la rue de Staël, 6 et 8.
Station de la rue de Chaligny, 21.
Station de l'hôpital Saint-Louis.

AMBULANCES URBAINES

Siège social : rue Scribe, 3.

OEuvre créée par le Dr Nachtel, dans le but de donner les premiers secours aux blessés ou malades tombés sur la voie publique (accidents, empoisonnements, tentatives de meurtre ou de suicide) ou dans les ateliers.

POSTE FIXE D'AMBULANCES URBAINES : *Hôpital Saint-Louis*, rue Bichat.

POSTES D'APPEL :

POSTE DE POLICE, mairie Drouot.
ROUX, rue Montmartre, 141.
POSTE DE POLICE, à l'Opéra.
LEBRUN, rue Lafayette, 47.

CARTAZ, rue Lafayette, 81.
DEGRAUWE et DALLOZ, rue Lafayette, 132.
SAUVAGE, rue Scribe, 14.

LAUSA, rue de Turbigo, 57.
GRAS, rue du Temple, 87.
BOUCHER, rue St-Denis, 43.
SIGUOND, rue Coq-Héron, 7.

BONNET, rue des Marais, 70.
VIGIER, boulevard Bonne-Nouvelle, 12.
BERGEROLLE, rue d'Hauteville, 31.

Etablissements sanitaires.

ÉTUVES DE DÉSINFECTION

ÉTUVES MUNICIPALES

Tous les services sont faits gratuitement.

La Ville de Paris (Préfecture de la Seine) a créé récemment et mis à la disposition du public, et notamment de MM. les Médecins, des étuves pour la désinfection des linges, vêtement, literies et effets quelconques ayant appartenu à des malades atteints d'affections contagieuses. Ces étuves sont installées dans les refuges de nuit, situés : rue des Récollets, 6 *bis* (quai de Valmy, X^e arrondissement), rue de Chaligny, 21 (XIIe arrondissement), et rue du Château-des-Rentiers (XIIIe arrondissement).

Ces étuves sont reliées au réseau téléphonique public.

Adresser les demandes de désinfection d'un local contaminé ou d'objets mobiliers, etc.

1° A l'une des stations citées ci-dessus, par téléphone ou par télégramme, etc.

2° Au bureau central de la direction des affaires municipales, caserne Lobau (téléphone) ;

3° Par les maires des 20 arrondissements de Paris. (Dans toutes les mairies d'arrondissement fonctionne un service qui reçoit toutes les demandes) ;

4° Aux cimetières du Nord, de l'Est, du Sud (Montmartre, Père-Lachaise, Montparnasse), dotés de téléphones ;

5° Au refuge-ouvroir, rue Fessard, 37 ;

6º A la station de voitures d'ambulance de la rue de Staël, 6 ;
7º A la Préfecture de police (service des épidémies) ;
8º Aux commissariats et aux postes de police.

SERVICE MUNICIPAL DE BANLIEUE

ÉTUVES MOBILES

S'adresser au maire ou au commissaire de police pour obtenir la désinfection d'un local contaminé ou des objets mobiliers, literie, etc.

ÉTABLISSEMENTS SANITAIRES PARTICULIERS

A. LADUREAU, 6, rue des Epinettes, à Saint-Ouen ;
SANATORIUM DE PARIS, 23, rue Lautiez (Paris-Montmartre) ;
HALLU aîné, 31, avenue des Moulineaux.
SOCIÉTÉ DE DÉSINFECTION, 29, rue de l'Est (Boulogne-sur-Seine) ;
SOCIÉTÉ FRANÇAISE DE DÉSINFECTION, 14, rue des Pyramides.

DÉPARTEMENTS

Les grandes villes de province : Lyon, Bordeaux, Rouen, Marseille, Lille, Nancy, Montpellier, Toulouse, Nice, Mâcon, Dijon, Rennes, etc., possèdent des étuves à vapeur sous pression, à 120 degrés (Geneste et Herscher). Pour obtenir l'envoi de l'équipe de désinfection, s'adresser au maire ou au commissaire de police.

V

Hygiène thérapeutique des enfants.

CONVULSIONS, COQUELUCHE, FAUX CROUP, MUGUET, OREILLONS.

CONVULSIONS

Causes. — Dentition douloureuse, vers intestinaux, indigestion, constipation, anémie, névrose. etc...

Les convulsions précèdent souvent les fièvres éruptives, *scarlatine*, *rougeole*, etc.

Traitement de l'attaque. — Coucher l'enfant, le déshabiller aussitôt. Ouvrir la fenêtre. Administrer un lavement d'un verre d'eau tiède, additionné d'une cuillerée à thé de *sel* ou de 3 cuillerées à soupe de *glycérine neutre*.

LAVEMENT CALMANT :

Musc.	0,20 centigrammes.
Chloral.	0,40 centigrammes.
Camphre.	1 gramme.
Jaune d'œuf.	n° 1
Eau.	150 grammes.

Faire prendre un bain tiède, dans lequel on mettra 50 gr. de farine de moutarde.

Si l'enfant ouvre la bouche difficilement, lui chatouiller la luette à l'aide d'un pinceau.

Frictions sur tout le corps avec de l'alcool camphré ou du baume de Fioraventi.

Après l'accès, faire prendre par cuillerées à dessert, toutes les heures, la potion :

Bromure de potassium .	1 à 3 grammes.
Musc.	0,03 à 0,15 centigrammes.
Sirop de fleurs d'oranger.	30 grammes.
Eau.	100 grammes.

Le médecin indiquera le traitement suivant les causes énoncées plus haut.

COQUELUCHE

Isolement de 2 à 3 mois.

Maladie infectieuse, éminemment contagieuse : quintes de toux très pénibles, suivies d'une abondante expectoration (crachats filants) et de vomissements. Inspiration sifflante.

Hygiène. — Eviter les refroidissements, surveiller l'alimentation. Faire porter des vêtements de flanelle. Faire manger l'enfant après les fortes quintes (lait de préférence).

Traitement. — (Voir *Bronchite*).

Pendant l'accès, soutenir la tête de l'enfant, penchée en avant. S'il y a de l'oppression, de la suffocation, faire respirer un peu d'ammoniaque, et flageller le visage avec un linge mouillé (Voir Respiration artificielle à l'*Asphyxie*).

Contre les convulsions (voir ci-dessus). Bains tièdes.

Ne pas faire prendre un vomitif sans la prescription du médecin, l'ipéca pouvant provoquer des congestions et déprimer les jeunes malades.

Le *bromure d'ammonium* est un bon calmant :

Bromure d'ammonium.	2 grammes.
Bromure de sodium.	3 grammes.
Teinture de belladone	X gouttes.
Sirop de fleurs d'oranger	30 grammes.
Eau.	90 —

1 cuillerée à café à 1 cuillerée à soupe ; 3 fois par jour, suivant l'âge.

Ou :

Sirop de chloral	60 grammes.
Bromure de potassium	
Bromure d'ammonium.	} ââ 3 grammes.
Eau de tilleul.	60 grammes.

1 à 3 cuillerées à café dans une tasse de lait.

On emploie aussi, suivant les cas, la teinture de *drosera*, le *bromoforme*, le *benzoate de soude*, la *teinture de myrrhe*.

L'antipyrine réussit souvent :

Antipyrine	0,50 à 0,75 centigrammes.
Sirop simple	50 grammes.

(Pour un enfant de trois ans. En trois fois, à 3 heures d'intervalle).

Les badigeonnages à la *cocaïne* sur la gorge sont dangereux.

Si, malgré tous les moyens thérapeutiques employés, la coqueluche persiste... le changement d'air mettra souvent un terme à cette affection si longue et parfois si inquiétante.

FAUX CROUP (LARYNGITE STRIDULEUSE)

Débute la nuit brusquement : suffocation accompagnée d'une toux rauque particulière, accès spasmodique ressemblant à un aboiement (faux croup).

Traitement. — Appliquer aussitôt au-devant du cou une compresse ou une éponge imbibée d'eau très chaude.

Donner un vomitif :

Sirop d'ipéca.	40 à 50 grammes.

En trois fois, à 5 minutes d'intervalle.

Les tractions rythmiques de la langue (voir *Asphyxie*), dans les cas de syncope, seront très utiles.

POTION CALMANTE :

Teinture d'aconit.	
Teinture de belladone . . .	} ââ V à XII gouttes.
Sirop d'éther.	10 grammes.
Eau	90 grammes.

Par cuillerées à dessert, toutes les 2 heures (enfants de 3 ans),

12.

Si les compresses chaudes n'ont pas donné un bon résultat, appliquer sur le cou une compresse d'eau glacée.

La crise calmée, le médecin soignera la cause (végétations adénoïdes, vers intestinaux, constipation, catarrhe nasal, hypertrophie des amygdales).

MUGUET (Stomatite crémeuse)

Affection parasitaire (champignon, *oïdium albicans*) de la langue, chez l'enfant élevé au biberon, mal soigné, débile. La langue est recouverte d'un enduit blanchâtre peu adhérent, formé par de nombreuses cellules épithéliales et par des filaments se continuant par des spores (examen microscopique). La salive est très acide.

Traitement. — Stériliser le biberon dans l'eau bouillante *boriquée;* ne donner à l'enfant que du *lait stérilisé* ou bouilli.

Laver la bouche de l'enfant 4 à 6 fois par jour, à l'aide d'un petit tampon d'ouate hydrophile imbibé d'eau de Vichy (Saint-Yorre), et badigeonner la langue avec le collutoire :

Borate de soude	4 grammes.
Glycérine neutre	20 —

Isolement pendant *20 jours* environ.

OREILLONS

Incubation : 15 à 20 jours.

Maladie microbienne très contagieuse, débutant par une *douleur* fixe à la glande parotide (située derrière le maxillaire inférieur, branche verticale de la mâchoire), qui se tuméfie d'une façon plus ou moins marquée; quelquefois, la tuméfaction s'étend à la partie supérieure du cou. Au bout de 24 heures, l'autre glande se prend, et le visage a la forme d'une poire.

Traitement. — Repos à la chambre. Eviter le froid. Lit, s'il y a de la fièvre.

Envelopper d'ouate le cou du malade après avoir fait une onction avec le *baume tranquille* ou le *liniment :*

Huile de jusquiame.	30 grammes.
Huile de camomille camphrée. . .	80 grammes
Laudanum de Sydenham	XXV gouttes.

Cataplasmes *laudanisés*, 6 à 8 gouttes.

Donner un purgatif.

Pour les enfants de 6 à 10 ans :

PURGATIF AGRÉABLE

Acide citrique	30 grammes.
Carbonate de magnésie	18 grammes.
Sirop de cerises	30 grammes.
Eau	150 grammes.

Pour les adultes (voir *Constipation*).

Contre l'insomnie, on donnera aux enfants du *chloral* :

Hydrate de chloral.	0,50 centigrammes.
Alcoolat de menthe	V gouttes.
Potion gommeuse	60 grammes.

(en 2 fois ; et aux adultes une pilule d'*extrait thébaïque* de 0,01 à 0,04 centigrammes, suivant l'âge).

Craindre l'*orchite*, complication fréquente ; la soigner par le repos absolu au lit et l'application de compresses de tarlatane, imbibée d'une solution de *chlorhydrate d'ammoniaque* (10 gr. pour 500 grammes d'eau).

TROISIÈME PARTIE

HYGIÈNE CULINAIRE
RÉGIMES ALIMENTAIRES

Temps nécessaire à la digestion

OEuf cru	1ʰ 25′
OEuf à la coque	2 15
OEufs brouillés	3
OEufs durs	3 45
Potage maigre avec pain	1 50
Potage au tapioca	1 45
Riz bouilli	1
Lait bouilli ou cru	2
Morue	2 30
Sole grillée	2 15
Merlan	2 15
Langoustes	3 30
Huîtres	2 30
Pain grillé	2
Pain rassis	2 30
Pain frais	3 15
Beurre	3 30
Bœuf rôti ou grillé	3
Mouton rôti	3
Poulet rôti	3 45
Porc rôti	6
Pied de porc	1 30
Boudin	5
Andouillettes	4 30
Veau rôti	4 45
Perdreau frais	2 30
Choux	3
Pommes de terre en purée	1 30
Pommes frites	3 30
Salades vertes	4

Fromages. . . . . 3 à 4ʰ
Fruits (pommes, poires, prunes). . . 3 à 5
Pêches, abricots. . . . . 5 30′
Fruits cuits (pommes, mirabelles). 2

Hygiène culinaire.
Régimes alimentaires.

ALLAITEMENT

ALIMENTS PERMIS. — Lait, phosphatine, bouillon, potages, œufs, viandes grillées ou rôties ; pas de ragoûts au début ; bœuf, mouton, poulet ; poissons : crustacés en petite quantité.

Légumes féculents pris en purée de préférence : lentilles, haricots, pommes de terre.

ALIMENTS DÉFENDUS. — Charcuterie, gibier, viandes faisandées, choux, ail, oignons, asperges, carottes, salades.

Pas de mets épicés.

BOISSONS. — Vin coupé d'eau d'Alet ; bière de malt, à la dose de 3 verres à bordeaux par jour ; pas de vin pur, ni de café, ni de liqueurs ; peu de thé ; pas de boissons gazeuses.

Repas des enfants après le sevrage. — *Potages au lait* contenant : gruau, arrow-root, phosphatine, farine de maïs, farine de riz, orge mondé, farine de lentilles, farine de froment.

Potages gras : bouillons de bœuf, bouillon de poulet, bouillon de veau léger.

Bouillons de veau, de poulet et de mouton : (un jarret de veau, un poulet, une livre de collet de mouton pour un litre d'eau. Faire bouillir 2 heures. Passer. Ajouter du sagou ou du tapioca).

Bouillon avec un œuf.

Viande. — Côtelette d'agneau ou de mouton, poulet, bœuf rôti, pigeon, poulet.

Légumes. — Pommes de terre cuites à l'eau arrosées de jus de viande, laitue, épinards, purées de pois, de pommes de terre au lait, de lentilles.

Poissons bouillis, mais pas frits; sole grillée, rouget, turbot.

Fruits cuits, crèmes au chocolat, à la vanille.

ALBUMINURIE

Régime lacté absolu, *s'il est toléré,* dans le cas où le malade est atteint d'albuminurie d'origine *Mal de Bright.*

Quantité : 3 à 4 litres par jour, par demi-verre ou par verre toutes les heures. Le lait sera pris *nature,* sans sucre, ni sel, non bouilli, ajouter une cuillerée à café d'*eau de chaux* par tasse s'il est mal digéré.

On supprimera peu à peu les autres aliments.

Combattre la constipation ou la diarrhée.

Durée : 3 à 8 semaines.

Régime lacté mixte. — Lait pendant les repas, plus ou moins coupé d'eau de Vittel (Grande source) ou de Contrexéville.

ALIMENTS PERMIS. — Pain Fougeron, Œufs brouillés, à la coque, pochés, crèmes.

Viandes blanches bien cuites : veau, poulet (au riz), porc en petite quantité, pigeon.

Purées maigres, légumes verts bien cuits, féculents en purée (lentilles, haricots, pois, pommes de terre). Phosphatine.

Pâtes alimentaires : macaroni, sagou, nouilles.

Salades cuites, endives au jus, navets, carottes en purée.

Fruits cuits, raisins, crèmes, fromages frais.

ALIMENTS DÉFENDUS. — Gibier, poissons, huîtres, moules, homard, fromages avancés, viandes rouges peu cuites, charcuterie.

Pas de vin pur, ni de liqueurs, ni de café, ni de thé, ni de bière.

Eaux minérales alcalines : Vals, Vichy, Contrexéville, Royat. Carlsbad, Saint-Nectaire (anémie).

AMAIGRISSEMENT — ANÉMIE

ALIMENTATION TONIQUE BIEN RÉGLÉE. — Viandes rouges bien rôties ou grillées, volailles, œufs pochés au jus de viande, œufs brouillés avec de la viande crue hachée, poissons à chair blanches cuits à l'eau accompagnés de pommes de terre et de beurre pur, poisson grillé avec beurre fondu; peu de pain (grillé); sardines, thon à l'huile; *huile de foie de morue;* volailles grasses; jambon un peu gras. Phosphatine.

Purées de féculents (lentilles, pois, haricots); peu de salades, peu d'épices.

BOISSONS. — Avant les repas, un verre à bordeaux de bière d'extrait de malt. Vin de bordeaux, blanc ou rouge, coupé d'eau d'Alet ou de Bussang; bière légère de Pilsen; lait non bouilli pendant les repas, 1/3 à 1/2 litre; pas de café, peu de thé, pas de liqueurs.

ANGINE DE POITRINE

ALIMENTATION TONIQUE LÉGÈRE. — Viandes rouges grillées ou rôties, pas de ragoûts ni de sauces grasses, viandes blanches rôties, poissons grillés.

Légumes verts bien cuits.

Fruits cuits, crèmes légères.

ALIMENTS DÉFENDUS. — Ragoûts, sauces, graisses, mets épicés, crustacés.

Melons, fruits crus.

Café, liqueurs, boissons gazeuses, cidre, vin pur, glaces.

ARTHRITISME

Alimentation mixte. — Manger peu le soir.

Viandes bien cuites en daube, ou grillées, rôties, pas saignantes : bœuf, veau, mouton, poulet ; œufs demi-cuits.

Légumes verts bien cuits ou féculents en purée.

Fruits bien mûrs.

Lait pendant les repas, quinze jours par mois ; vin blanc léger de Bordeaux coupé d'eau de Vittel ou d'eau d'Evian.

Aliments défendus. — Gibier, charcuterie, viandes fumées (porc, bœuf, oie).

Crustacés, pas d'huîtres, poissons, moules.

Pas d'asperges ni de fraises.

Liqueurs, café.

ASTHME

Aliments défendus. — Gibier, excepté le perdreau frais, la charcuterie, les viandes faisandées.

Fromages avancés.

Pas de liqueurs ; café additionné de lait ; peu de thé. Pas de vins gazeux, ni d'eaux minérales gazeuses.

Éviter les entremets parfumés, les confitures, les pâtisseries, les noix, les amandes, les noisettes.

Eaux minérales : Allevard, Enghien, Cauterets, Mont-Dore, Royat.

CERVEAU (Maladies du)

Aliments défendus. — Viandes rouges peu cuites, mets épicés, porc.

Fruits, excepté raisin et fraises. Fromages faits.

Café, liqueurs, vin pur, bières anglaises.

Pendant les repas, 1/3 à 1/2 litre de lait.

CŒUR (Affections chroniques du)

Régime lacté mixte. — Lait pendant les repas, coupé d'eau d'Évian ou de Pougues, s'il n'est pas bien supporté pur, ou additionné d'une cuillerée à café d'*eau de chaux* par tasse.

Régime maigre. — Œufs à la coque, brouillés, pochés au jus de viandes. Viandes blanches bien cuites : poulet rôti ou en daube, veau en boulettes.

Purée de légumes secs : lentilles, pois, haricots; pâtes alimentaires : nouilles, tapioca, macaroni bien cuit.

Fruits cuits, fromages frais, chocolat, crèmes.

Aliments défendus. — Bouillon, viandes rouges peu cuites, gibier, charcuterie, poisson, crustacés, fromages avancés.

Café, liqueurs, thé, vin pur.

CONSTIPATION

Pas de gibier, ni de charcuterie.

Pas de fruits, excepté le raisin, les fraises et les *pruneaux*.

Alimentation mixte. — Pain d'épice, pain de son. Lait.

Viandes rouges et blanches avec sauce, ragoûts.

Salades cuites : chicorée, endives, laitue; fruits cuits, raisin, oranges, rhubarbe cuite (tarte), miel.

Le matin, prendre un demi-verre d'eau tiède contenant le jus d'un 1/2 citron, ou une tasse de café au lait avec un peu de chicorée.

Un verre d'eau de Châtel-Guyon chauffée au bain-marie, le matin à jeun avant le petit déjeuner est à recommander.

Eaux minérales : Carlsbad, Aulus, Capvern.

DIABÈTE

Aliments permis. Potages gras ou aux œufs, bouillon au fromage. Pain de Fougeron, 100 à 250 grammes par jour ou *pommes de terre cuites à l'eau* (80 à 120 grammes).

Huile de foie de morue, 3 à 4 cuillerées par jour.

Viandes blanches ou rouges, grillées ou rôties, ou bouillies avec sauce *sans farine;* gibier, poissons, mollusques, charcuterie, cervelles, ris de veau, sardines, thon à l'huile, caviar, viandes fumées, poulet, pigeon, oie, dindon (*pas de foie*), œufs en abondance.

Légumes frais : épinards, choux, chicorée, haricots verts, choux-fleurs, cardons.

Salades : pissenlit, romaine, escarole, cresson.

Fruits : amandes, noisettes, noix, groseilles.

Boissons. — 1/3 à 1/2 bouteille de vin de Bordeaux rouge coupé d'eau de Vals (Saint-Jean) ou d'eau de Bussang, ou d'une bonne macération de *quassia amara;* thé, café sans sucre (le remplacer par la *saccharine*).

Aliments défendus. — Farine, pain, sucre, féculents, miel. Potages aux pâtes, au lait, au pain; pas de poissons frits dans la farine.

Féculents : pois, lentilles, haricots, marrons, riz, tapioca, maïs.

Pâtes : macaroni, vermicelle, nouilles, etc.

Légumes : oseille, asperges, navets, carottes, betteraves,

Fruits : poires, pommes, cerises, fraises, groseilles, framboises, figues, etc.

Boissons. — Cidre, bière, eaux gazeuses. Vins de Porto, de Marsala. Lait.

Eaux minérales : Capvern, Evian, Vichy (Hôpital), Vals, La Bourboule (diabétiques déprimés), Carlsbad (diabétiques obèses), Marienbad (constipation), Royat, Pougues, Spa, Kissingen (dyspepsie), Kreusnach. *L'hiver :* Alger, Montreux, Pallanza, Bordighiera, le Caire, Corfou.

Menus pour les diabétiques

(HYGIÈNE CULINAIRE)

Pain : Pain de Fougeron, pain de son, biscottes.
Pommes de terre cuites à l'eau.
Peu de *vinaigre* dans les salades. On peut remplacer avantageusement l'huile par de la crème.

Déjeuners

I

Sardines fraîches grillées.
Saucisson d'Arles ou de Lyon.
OEufs frais à la coque ou pochés au jus.
Pieds de mouton à la poulette (sans farine ordinaire).
Bifteck à la chicorée.
Fromages de Brie ou à la crème (sans sucre).
Noix, noisettes.
Thé ou café sans sucre ou avec de la saccharine.

II

Thon mariné, olives, crevettes.
Sole frite (farine de gluten ou de son).
Ou :
Sole au gratin (semoule de gluten).
Perdreau en salmis.
Côtelettes de mouton aux haricots verts.
Fromage Bondon ou de Chester.
Gelée au café sans sucre.

III

Huîtres de Marennes ou d'Ostende.
OEufs brouillés au jus ou aux pommes de terre.
Blanquette d'agneau aux champignons (sans farine).
Filet de bœuf piqué au jus.
Fromage Mont-Dore.

IV

Jambon fumé ou salé, olives.
Saucisson de Lyon ou d'Arles.
Merlan frit (farine de gluten).
Entrecôte au beurre d'anchois.
Poulet froid au gros sel.
Salade de pissenlit.
Fromage.

V

Langouste, homard (huile et vinaigre, 1 jaune d'œuf).
Côtelettes de mouton panées à la semoule de gluten.
Salade de perdreau.
Chicorée au jus.
Fromage d'Epouësses.

VI

Saucisson de Lyon, sardines confites à l'huile.
OEufs brouillés aux truffes.
Bifteck au cresson.
Haricots verts.
Fromage de Coulommiers.

VII

Huîtres de Marennes.
Salade d'anchois (œufs durs),
Goujons frits (farine de gluten).
Ou :
Anguille à la tartare ou à la poulette.
Omelette aux saucisses.
Caneton rôti ou rosbif.
Cardons au jus ou à la moelle.
Fromage de Gérardmer.

VIII

Langue, caviar, salade d'anchois.
OEufs aux rognons.
Cervelle frite (avec farine de gluten).

Bifteack au cresson.
Gaufres avec farine de gluten.
Fromage de Brie.
Cerneaux, amandes fraiches.

IX

Eperlan frit (farine de son épuré).
Petits pâtés au jambon (farine de gluten).
Caille aux laitues.
Gigot d'agneau aux haricots verts.
Omelette à la vanille ou au rhum, sans sucre.
Fromage de Neufchâtel.

X

OEufs au beurre noir ou pochés.
Tranches d'oie aux olives
Ou :
Pigeon à la crapaudine (semoule de gluten).
Côtelettes d'agneau à la chicorée.
Fromage de Pont-Lévéque ou de Gruyère.

Dîners

I

Consommé (sans pain).
Sole aux fines herbes ou au gratin (semoule de gluten).
Ris de veau piqué à la chicorée.
Gigot d'agneau au jus.
Salade chicorée ou escarole.
Gâteau de gluten.

Fromage de Hollande.
Amandes fraiches ou sèches.
Café peu torréfié, sans sucre, ou avec de la *saccharine*.

II

Potage gras avec pâte au gluten.

Vols au vent de ris de veau
(farine de gluten).
Jambon aux épinards.
Filet de bœuf à la sauce béar-
naise.
Poulet à la gelée.
Salades : Barbe de capucin,
mâche.
Cardons au jus ou à la moelle,
Omelette à la vanille (sans
sucre).
Fromage Pont-l'Evêque.

III

Consommé aux choux.
Caille en caisse ou rôtie (crou-
tons de pain au gluten).
Gigot de pré salé au jus.
Salade romaine.
Epinards à la crème.
Fromage d'Estilton.

IV

Consommé à la purée de gibier.
Ou :
Consommé aux œufs pochés
Laitance de carpes aux queues
d'écrevisses, en matelotte.
Ou :
Mauviettes. Grives au gratin.
Fricandeau aux haricots verts
Ou :
Gigot au jus.
Salade d'escarole.
Morilles à la poulette (semoule
de gluten).
Gelée au rhum.

Fromage de Chester.
Noix, amandes, cerneaux.

V

Potage gras au gluten granulé
pur.
Truite saumonée sauce aux
câpres.
Bécassine rôtie (croûtes au pain
de gluten, imbibées d'huile
d'olives).
Rosbif piqué rôti.
Salade de chicorée.
Concombres au jus et à la
moelle.
Fromage de Strakeno.
Noisettes sèches, pistaches.

VI

Potage consommé au Parme-
san.
Turbot au gratin,
Ou :
Meunier rôti au beurre, fines
herbes.
Ou :
Rouget grillé, beurre d'anchois.
Poulet cocotte, lard fumé et
Morilles.
Quartier de chevreuil rôti, pu-
rée de choux-fleurs.
Salade Scorsonère.
Fromage de Munster.

VII

Potage gras à la *semoule* de
gluten.

Truite ou perche au bleu.

Filets mignons de mouton grillés.

Rosbif aux choux-fleurs.

Salade mâche, barbe de capucin.

Crêpes au gluten, avec semoule.

Fromage de Chester.

Ou :

Artichaut à la crème, au beurre.

Truffes à l'italienne ou au Madère.

Gelée au rhum ou au café, sans sucre.

Fromage de Roquefort ou de Stilton.

VIII

Consommé à la bisque (sans farine, ni pain).

Ou :

Consommé au cerfeuil.

Vol au vent aux crevettes.

Bécasse en salmis ou aux truffes.

Dinde ou chapon truffé.

Salade de romaine.

Artichaut à la barigoule.

IX

Consommé à la laitue.

Grenouilles à la poulette.

Poulet à l'estragon.

Cuissot de chevreuil (sauce poivre et crème).

Salade de chicorée.

Petits pois au beurre (sans sucre).

Gelée au kirsch (sans sucre).

Fromages de Brie, Camembert.

Vins rouges permis :

Nuits, Beaune, Saint-Julien, Romanée, Clos-Vougeot, Mâcon, Chambertin, Pomard.

Vins blancs vieux :

Pouilly, Chablis, Ermitage, Sauterne, vins du Rhin, vin de Madère.

ECZÉMA

Aliments défendus. — Viandes noires peu cuites, gibier faisandé, charcuterie, truffes, viandes fumées et salées, poissons, crustacés, mollusques. *Ne jamais manger de moules.*

Légumes : oseilles, tomates, épinards.

Fromages fermentés et salés.

Fruits : fraises, framboises, cassis.

Vin pur, liqueurs, bières anglaises.

Café, thé fort, vins de champagne Dry et extra-Dry.

ALIMENTS PERMIS. — Viandes rouges assez cuites, viandes blanches rôties ou avec des sauces peu épicées.

Pas de poisson; le *brochet* est seul permis.

Légumes : pois, haricots verts, laitues, aubergines, lentilles, champignons, excepté les morilles et les cèpes.

Salades : romaine, escarole, mâche, cresson.

Fruits cuits : poires, pommes, pruneaux, raisins, prunes, nèfles.

Lait pendant les repas ou vin blanc léger coupé d'eau d'Evian ou d'eau de Vittel ou de Pougues.

Eaux minérales : Cauterets, Luchon, Saint-Sauveur, Uriage (anémie); Royat, Plombières, Marienbad, Saint-Gervais, Néris (névropathie), Rhagatz (vives démangeaisons), La Bourboule (eczéma chronique invétéré).

ÉCLAMPSIE

Régime *lacté absolu*, 2 à 4 litres de lait par jour, par tasse et 1/2 tasse toutes les heures. S'il est mal digéré, l'additionner d'un peu d'eau de Vals ou d'une cuillerée à café d'*eau de chaux* par tasse.

ESTOMAC (Maladies de l')

Gastrites. — ALIMENTS PERMIS. — Bouillon. Thé de bœuf (beef-tea) : bœuf maigre râpé avec un couteau, 1 livre, jeter sur cette viande placée dans une casserole, 1/2 litre d'eau bouillante, couvrir et placer auprès du feu 10 minutes, passer, dégraisser (la tasse contenant le bouillon sera mise dans un bol d'eau glacée). Réchauffer le beef-tea.

Lait pur ou additionné de phosphatine, œufs peu cuits ou crus, cervelle, ris de veau, poulet (bouillis).

Peu à peu, le malade pourra s'alimenter.

Jambon cru, bifteck, côtelettes d'agneau, poulet rôti, perdreau rôti. Viandes froides : rosbif, jambon, poulet, langue fumée.

Pain grillé ou bien cuit.

ALIMENTS DÉFENDUS. — Graisses, friture, ragoûts, viandes avec sauces, gibiers, poisson frit, œufs sur le plat.

Pommes de terre contenant du beurre ou de la graisse, féculents en coques (pois, haricots, lentilles, fèves), salades, fromages fermentés.

Fruits, excepté le raisin en petite quantité. Pâtisserie.

Liqueurs, vin pur, café, boissons gazeuses, café, thé.

BOISSONS PERMISES. — Vin blanc léger coupé d'eau d'Alet, bière en petite quantité.

Dyspepsie flatulente. — Pain très cuit, *grillé*; poudre, pulpe de viande; bouillon dégraissé pur ou additionné de lait; œufs à la coque peu cuits; viandes rôties, grillées, viandes froides.

Purées de légumes, féculents, pommes de terre, pois, phosphatine, farine d'orge; salades cuites : chicorée, escarole, laitue, épinards.

Vin blanc de Bordeaux, coupé d'eau minérale : Pougues, Vichy (Célestins), Alet.

ALIMENTS DÉFENDUS. — Viandes grasses, ragoûts, beurre. Poisson au beurre, frit; gibier; viandes conservées, salées.

Féculents en coque : fèves, pois, haricots, lentilles.

Fraises, noix, amandes, figues, bananes, pâtisseries, sucreries.

Boissons gazeuses, vin de Champagne, café, liqueurs, vin pur.

Eaux minérales : Vichy, Pougues, Évian, Alet, Plombières, Néris (névropathie), Condillac.

Ulcère de l'estomac. — Régime lacté exclusif, 2 à 3 litres de lait par jour.

Bicarbonate de soude, 5 à 10 grammes par jour, à doses fractionnées dans un peu d'eau d'Évian.

Si le lait n'est pas bien supporté, le couper d'eau de Vals (Saint-Jean) ou d'*eau de chaux*.

Pas de vin, ni de bière, ni de liqueurs, ni de boissons gazeuses.

Dilatation de l'estomac. — 2 repas par jour. Aliments solides; *pas de potages;* œufs à la coque; viandes rôties ou braisées : bœuf, mouton, poulet; poisson cuit à l'eau ou grillé, sans beurre, avec un peu de jus de citron.

Fruits cuits, crèmes légères.

Aliments défendus. — Potages, ragoûts, sauces, gibier. Pâtisseries, fruits, fromages faits.

Boissons permises. — Vin blanc léger coupé d'eau d'Alet, thé avec lait, bière de malt coupée d'eau d'Évian.

Eaux minérales : Châtel-Guyon, Alet, Carlsbad.

GLOSSITES (Inflammation de la langue)

Pas de gibier, ni de charcuterie, ni de viandes salées; éviter les mets épicés; pas de salades; pas de fromages faits.

Pas d'amandes, ni de noix, ni de noisettes.

Supprimer les liqueurs.

Sobriété.

GOUTTE (Voir Arthritisme)

Aliments permis. — Viandes en petite quantité, surtout blanches et bien cuites, volailles; œufs; poissons maigres.

Légumes verts bien cuits en quantité supérieure à celle de la viande, purées de légumes secs.

Fruits murs : cerises, fraises, raisin, melon.

Boissons. — Vins blancs légers et diurétiques, cidre.

Eaux d'Evian, de Contrexéville ou de Vittel.

ALIMENTS DÉFENDUS. — Peu de pain, viandes rouges, poissons gras.
Choux, tomates, oignons, oseille.
Vin rouge, liqueurs, bière; peu de café, peu de thé.

Eaux minéra'es. — Vichy, Royat, Néris, Saint-Nectaire, Contrexéville, Vittel.

GRAVELLE

Gravelle alcaline. — Régime lacté absolu pendant 8 jours, mixte les 15 jours suivants, 2 à 4 litres de lait.
Viandes blanches rôties, grillées.
Légumes verts.

Gravelle urique (voir *Goutte*). — Remplacer le pain par les pommes de terre; viandes blanches; œufs, poissons; pas de gibier.
Légumes : tous, excepté l'oseille, les épinards et la tomate. Purées de légumes secs.
Beaucoup de fruits.
Pas de fromages avancés.
Lait pendant les repas, ou vin blanc coupé d'eaux de Vittel, d'Evian ou de Contrexéville.

Gravelle oxalique. — Viandes blanches, surtout bien cuites.
Pas d'épinards, ni d'oseille, ni de tomates; légumes verts, pas en abondance; féculents en purée.
Pas de groseilles, ni de fraises, ni de bananes.
Pas de liqueurs, pas de café ni de thé.

HÉMORRHOÏDES (Voir ARTHRITISME)

ALIMENTS PERMIS. — Viandes blanches, surtout poulet, pigeon, veau; gibier frais; bouillon; potages au lait; œufs.

Légumes verts bien cuits; féculents en purée : lentilles, pois, haricots.

Fruits mûrs, crèmes, pruneaux, rhubarbe.

Café additionné de lait, thé léger; vin blanc léger, coupé d'eau d'Alet.

ALIMENTS DÉFENDUS. — Charcuterie; crustacés, mollusques.

Oseille, épinards, tomates.

Fromages faits.

Liqueurs, vin pur, cidre.

INSOMNIE

ALIMENTS DÉFENDUS. — Crustacés; lièvre, chevreuil; viandes trop grasses.

Féculents en coque : pois, haricots, lentilles.

Café, thé, liqueurs, vin pur, boissons gazeuses, vin de Champagne.

Prendre le soir des aliments légers, et une tasse de tisane de camomille.

LYMPHATISME (Voir ANÉMIE)

LITHIASE BILIAIRE (COLIQUES HÉPATIQUES)

Pommes de terre pour remplacer le pain; pas de graisses ni de beurre; viandes maigres rouges ou blanches; pas de charcuterie, ni de viandes salées, fumées; œufs en petite quantité; poissons, sardines, thon à l'huile.

Légumes verts en abondance, peu de féculents; pas de salades, si ce n'est cuites, ou alors avec beaucoup d'huile; pas d'entremets sucrés, pas de crèmes, pas de chocolat.

Fruits pas trop sucrés; fromages frais.

Lait froid coupé d'eau de Seltz ou de Soultzmatz; vin blanc coupé d'eau d'Evian; pas de liqueurs, ni de vin pur, ni de bière.

Eaux minérales : Vichy, Vals, Aulus (constipation); Marienbad, Cransac, Carlsbad, Pougues, Contrexéville.

MAIGREUR (Voir Amaigrissement)

MAL DE BRIGHT (Voir Albuminurie)

OBÉSITÉ

Ne suivre ce régime qu'après avoir été examiné par le médecin.

Le matin, boire à jeun un verre d'eau tiède, contenant le jus d'un citron.

Trois jours par semaine, prendre soit un verre d'eau de Châtel-Guyon tiède, de Bondonneau ou un demi-verre à bordeaux d'eau de Carabaña.

Soigner l'*arthritisme*, le *rhumatisme*, le *diabète*, la *goutte*.

Premier déjeuner du matin :

40 grammes de pain grillé ou mieux de pain Fougeron;
150 grammes de thé léger ou de café;
Pas de lait, ni de beurre, ni de miel.

Deuxième déjeuner :

60 grammes de pain grillé;
150 grammes de viande (rosbif, bouilli, volaille).
    Ou :
2 œufs à la coque peu cuits.
100 grammes de légumes verts (haricots verts, épinards, oseille, laitue); pas de haricots, de pois, ni de lentilles.
20 grammes de fromage frais.
Un fruit bien mûr (pomme, poire), ou du raisin. Pas de pêche, ni d'abricots.

Boire peu pendant ce repas, pendant 3 à 4 jours, puis suppression absolue de liquide.

Dîner :

Pas de potage.
60 grammes de pain très grillé ;
150 grammes de viande rôtie ou en ragoût ;
100 grammes de légumes verts bien cuits ;
Salade (peu d'huile).
20 grammes de fromage.
Quelques fruits (voir le déjeuner).

Terminer ce repas par une tasse de thé léger ou de macération de *quinquina* (10 grammes pour 1 litre d'eau).

Entre les repas, boire de l'eau d'Evian, par verres, 600 à 800 grammes.

Les personnes qui ne pourraient pas manger sans boire, prendront, pendant chaque repas, 200 à 250 grammes d'eau d'Evian.

Il est utile de mesurer la quantité d'urine émise dans les 24 heures ; elle doit varier entre 1 litre et 1 litre et demi.

ALIMENTS DÉFENDUS. — Viandes grasses, sauces, beurre ; poulet gras ; charcuterie ; sardines, thon.

Féculents en purée.

Pâtisseries, chocolat, entremets.

BOISSONS DÉFENDUES. — Bière, liqueurs, alcool, vin, vin de Champagne, cidre.

Si l'obèse est en bonne santé, il pourra, dès le début du traitement, pendant 5 à 8 jours, ne boire que du lait sans autres aliments que des œufs :

2 litres de lait par jour ;
4 œufs à la coque, peu cuits.

Suivre ensuite le régime contre l'obésité plus ou moins sévèrement.

Sommeil, 7 à 8 heures.

Bains de vapeur, 3 par semaine.

Massage méthodique, chaque matin, suivi d'une douche en jet brisé : le long de la colonne vertébrale, les reins, les membres inférieurs, les bras, la poitrine, et pour terminer sur les pieds.

URÉMIE (Voir ALBUMINURIE)

URTICAIRE (Voir ARTHRITISME)

ALIMENTS DÉFENDUS. — Charcuterie, porc fumé; gibier, poissons, crustacés; (les *moules*, les *huîtres*), escargots; champignons; foie gras.

Asperges, choux, oignons, ail.

Melon; fromages faits.

Liqueurs, vin blanc, eaux gazeuses, café, thé.

Boire de l'eau de Vichy ou du lait pendant les repas.

Eaux minérales. — Vichy (Célestins), Vals (Saint-Jean), Marienbad, Néris, Ragatz.

Sanatoria

(PHTISIE PULMONAIRE)

Destinés au traitement de la tuberculose pulmonaire. Les résultats sont tout à fait favorables, dans la période de début.

SANATORIA DE PLAINE

L'Hôpital d'Ormesson, par Sucy-en-Brie (Seine-et-Oise). — OEuvre des enfants tuberculeux. Reçoit les enfants pauvres tuberculeux. S'adresser à Paris au Dispensaire, 35, rue de Miromesnil.

Sanatorium de Villiers-sur-Marne.

Hôpital de Villepinte. Sevran-Livry (Seine-et-Oise). — Garçons et filles à partir de 3 ans. Pension gratuite ou payante, 3 à 4 francs par jour, suivant l'âge. Direction à Paris, 17, rue de la Tour-d'Auvergne.

SANATORIUMS MARITIMES

Sanatorium d'Arcachon. Sous la direction de M. Durand, 20, rue Condillac, à Bordeaux, et la surveillance des Sœurs de la Doctrine Chrétienne. — Enfants de 2 à 13 ans, affectés d'anémie, de scrofule, de rachitisme. Prix : 2 francs par jour.

Sanatorium de Banyuls-sur-Mer (Pyrénées-Orientales). — Garçons et filles âgées de 4 à 14 ans. Enfants scrofuleux, tuberculeux. Prix : 1 fr. 80 à 2 fr. 25 par jour. S'adresser à

Paris, 62, rue de Miromesnil, au secrétaire de l'œuvre des Hôpitaux marins.

Berck-sur-Mer (Pas-de-Calais) :

Hôpital de Berch-sur-Mer. — Scrofulose, rachitisme, tuberculose osseuse (coxalgie). Fondé par le baron de Rothschild.

Villa Notre-Dame. Sous la direction des sœurs de Notre-Dame. Pour les enfants et les femmes. Prix : 5 francs à 7 fr. 50 par jour.

Hôpital maritime. Appartenant à l'Assistance publique, sous la surveillance et la direction des Sœurs Franciscaines. — Garçons et filles. Hospitalisation gratuite. On reçoit aussi des petits malades pouvant acquitter les frais de leur pension, 1 fr. 45 par jour.

Sanatorium du Croisic. Maison Saint-Jean-de-Dieu.

Sanatorium de Pen-Bron (Loire-Inférieure). — Filles de tout âge. Garçons de 5 à 14 ans. Prix de la pension : 1 fr. 80 par jour.

Sanatorium de Pornichet (par Saint-Nazaire). — Pour les dames seulement. Pension : 5 à 7 francs par jour.

Sanatorium de Saint-Raphaël (Var). — L'hôpital reçoit les malades des deux sexes. Prix de la pension : 3 à 5 francs par jour.

Sanatorium de Cette. — Admission pour les malades de tout sexe : 1 fr. 25 par jour.

Sanatorium de Cannes (La Riviera). — Etablissement protestant, fondé par M. Dolfus, pour les enfants pauvres scrofuleux, tuberculeux et rachitiques.

Sanatorium de Nervi (Italie, près de Gênes). — Pays protégé contre les vents; la température y est égale et assez élevée. Pas de brouillard. Climat très doux. Le Dr Friedmann dirige l'établissement pour tuberculeux.

Sanatorium de Royan (Charente-Inférieure). — Asile sous la direction des sœurs de Saint-Vincent de Paul, pour les filles et garçons. Prix de la pension : 60 à 80 francs par mois.

SANATORIUMS DE MOYENNE ALTITUDE

Le Canigou (Pyrénées-Orientales). — Montagne de 2,850 mètres d'altitude. — Le sanatorium du Dr Sabourin se trouve à 650 mètres d'altitude, près du village du Vernet, vallée du Cadi. Parfaitement situé, bien ensoleillé; climat très doux, air sec.

Falkenstein (Prusse, Hesse-Hanau). — Sanatorium situé à 20 kilomètres de Francfort-sur-le-Mein, à 440 mètres d'altitude, dirigé par le Dr Dettweiler. Climat sec, température douce.

Saint-Blasien (Grand-Duché de Bade). — Sanatorium à 770 mètres d'altitude, sous la direction du Dr Haufe; bien exposé au Sud-Ouest. Bon climat, sec. Forêts de sapins.

Gœrbersdorf (Silésie), altitude : 560 mètres. — 3 sanatoriums :

Sanatorium du Dr Brehmer, à l'abri des vents, très bien exposé derrière une grande forêt (tuberculose).

Sanatorium du D[r] Rœmpler (tuberculose).

Sanatorium de la Comtesse Pückler (anémie, neurasthénie).

Badenweiler. — Sanatorium près du village, à 545 mètres d'altitude, à proximité de la Forêt-Noire. Excellent climat. Air doux; pas de vent; peu d'hiver.

Etablissement dirigé par le Dr Leiser.

SANATORIUMS D'ALTITUDE ÉLEVÉE

Davos (Suisse, canton des Grisons), 1,560 mètres d'altitude. — Sanatorium dirigé par le Dr Turban. Le climat y est excellent pendant l'hiver. Séjour du mois de juin au mois de mars (fonte des neiges).

Leysin (Canton de Vaud, Suisse), village à 1,270 mètres d'altitude. — Sanatorium très abrité par les montagnes. Grand hôtel situé à 230 mètres au-dessus du village. Excellente cure d'air.

Arosa (Canton des Grisons). — Sanatorium du Dʳ Herwig, à 1,855 mètres d'altitude. Forêt de sapins. Air très pur. Bonne exposition sur la pente du Tschuggren.

Services publics

SERVICE MÉDICAL DE NUIT

Pendant la nuit, on pourra requérir un médecin ou une sage-femme, en se rendant au poste de police de son arrondissement, à Paris, ou de son quartier, en province.

Service médical de nuit (hiver) : 10 heures du soir à 7 heures du matin.

Service médical de nuit (été) : 11 heures du soir à 6 heures du matin.

Crèches

CRÈCHES DU DÉPARTEMENT DE LA SEINE

Boulogne. — Crèche municipale, rue de Paris, 105.

Cachan. — Saint-Raphaël, rue des Tournelles, 7.

Châtillon. — Crèche municipale, passage Charlot, 2.

Choisy-le-Roi. — A la Manufacture de porcelaine, rue du Pont, 3.

Clamart. — Sainte-Emilie, rue du Trosy.

Clichy. — Saint-Vincent-de-Paul, rue Marthe, 84.

Courbevoie. — Crèche municipale, square de la Mairie.

Créteil. — Crèche municipale, Grande-Rue.

Issy. — Crèche du Centre, place de la Mairie ; — Crèche des Moulineaux, cité Jévelot.

Levallois-Perret. — Crèche municipale, rue Marjolin, 2.

Montreuil-sous-Bois. — Rue Victor-Hugo, 83.

Nanterre. — Crèche communale de Sainte-Geneviève, rue de la Mairie.

Neuilly. — Sainte-Amélie, rue des Poissonniers, 24.

Nogent-sur-Marne. — Avenue du Marché, 3.

Pantin. — Crèche Sainte-Elisabeth, rue Thiers, 3 ; — Crèche municipale, rue du Commerce.

Puteaux. — Crèche municipale, rue des Ecoles, 59.

Saint-Denis. — Crèche municipale, rue Compoise, 59.

Sceaux. — Crèche municipale, rue Picpus, 1.

Suresne. — Crèche laïque de Suresne, 19, rue de Neuilly.

Vanves. — Sainte-Geneviève, route de Montrouge, 41.

Vincennes. — Rue des Carrières, 5.

CRÈCHES DES DÉPARTEMENTS·

Ain. — Bourg.

Aisne. — Guise.

Allier. — Vichy, Montluçon.

Alpes-Maritimes. — Menton, Nice.

Ardèche. — Largentière, Bourg-Saint-Andéol.

Ardennes. — Givet, Rethel, Sedan.

Aube. — Troyes.

Aude. — Carcassonne, Narbonne.

Bouches-du-Rhône. — Marseille, Aix, Arles, Tarascon.

Calvados. — Caen, Deauville, Lisieux, Pont-l'Evêque, Villerville.

Charente. — Angoulème.

Charente-Inférieure. — La Rochelle, Rochefort.

Côte-d'Or. — Dijon.

Côtes-du-Nord. — Saint-Brieuc.

Dordogne. — Périgueux.

Doubs. — Besançon.

Eure. — Louviers.

Eure-et-Loir. — Chartres, Dreux, Saint-Lubin-des-Joncherets, Saint-Remy-sur-Avre.

Finistère. — Brest, Morlaix.

Gard. — Alais, Anduze, Nîmes.

Garonne (Haute-). — Toulouse.

Gironde. — Bordeaux, Arès, Bègles.

Hérault. — Agde, Cette, Montpellier, Pézenas, Béziers, Clermont, Lodève.

Indre-et-Loire. — Tours, Amboise.

Isère. — Grenoble, Pont-de-Claix.

Loire-Inférieure. — Nantes.

Loiret. — Orléans.

Maine-et-Loire. — Angers, Cholet.

Manche. — Saint-James.

Marne. — Epernay, Reims, Sainte-Menehould.

Mayenne. — Château-Gontier.

Meurthe-et-Moselle. — Lunéville, Nancy, Thiaucourt, Toul.

Meuse. — Verdun.

Morbihan. — Lorient.

Nord. — Lille, Cambrai, Le Cateau, Dunkerque, Roubaix, Armentières, Loos.

Oise. — Beauvais, Chantilly, Compiègne, Ourscamp, Senlis.

Orne. — Alençon, Flers.

Pas-de-Calais. — Boulogne, Calais, Lens.

Puy-de-Dôme. — Clermont-Ferrand.

Pyrénées (Basses-). — Biarritz.

Rhône. — Lyon.

Saône-et-Loire. — Chalon-sur-Saône.

Sarthe. — Le Mans.

Seine-et-Marne. — La Ferté-sous-Jouarre, Melun, Nemours, Provins.

Seine-et-Oise. — Bellevue, Buc, Gonesse, Jouy-en-Josas, Le Pecq, Le Vésinet, Meudon, Pontoise, Port-Marly, Rueil, Saint-Germain-en-Laye, Sèvres, Ville-d'Avray, Viroflay.

Seine-Inférieure. — Le Havre, Rouen, Dieppe, Elbeuf, Saint-Etienne du Rouvray.

Somme. — Amiens, Abbeville, Nesle, Flixecourt.

Var. — Hyères, Toulon.

Vaucluse. — Avignon, Carpentras.

Vienne (Haute-). — Limoges.

Vosges. — Epinal, Gérardmer.

Algérie. — Alger, Constantine, Bône.

Guadeloupe — La Pointe-à-Pitre.

Tunisie. — Tunis.

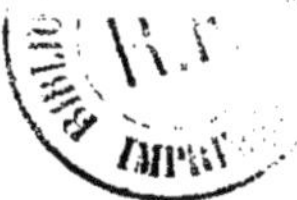

QUATRIÈME PARTIE

MÉDECINS SPÉCIALISTES CLINIQUES

Médecins spécialistes

GYNÉCOLOGIE (MALADIES DES FEMMES), ACCOUCHEMENTS.

MM.

VAUCAIRE, rue de La Boëtie, 11. De 3 h. à 6 h.

VARNIER, rue Danton. 10. Lundi, mercredi, vendredi, de 2 h. à 5 h.

AUVARD, rue de La Boëtie, 68. Lundi, mercredi, vendredi, de 1 h. à 3 h.

LABADIE-LAGRAVE, avenue Montaigne, 8. Mardi, jeudi, samedi, de 2 h. à 4 h.

CAMESCASSE, rue Marbeuf. 10. Lundi, mardi, vendredi, de 1 h. à 3 h.

LASKINE (E.), rue de Châteaudun, 38.

LEBLOND (A.), rue Hauteville, 53. Mardi, jeudi, samedi, de 2 h. à 3 h.

LEBLOND (E.), rue de Londres, 58. Lundi, mercredi, vendredi, de 2 h. à 4 h.

BUDIN, avenue Hoche, 4. Lundi, mercredi, vendredi, de 1 h. à 3 h.

CHAMPETIER DE RIBES, rue Saint-Guillaume, 19. Lundi, mercredi, vendredi, de 1 h. à 3 h.

CHARPENTIER, rue Miromesnil, 66. Lundi, mercredi, vendredi, de 1 h. à 3 h.

CHAVANNE, r. d'Argenteuil, 3. Lundi, mercredi, vendredi, de 1 h. à 3 h.

DELINEAU, boulevard Richard-Lenoir, 20. De 3 h. 1/2 à 6 h.

HALLÉ, rue d'Assas, 33. De 1 h. à 2 h., excepté le mardi.

HERVIEUX, avenue des Champs-Elysées, 71, Lundi, mercredi, vendredi, de 1 h. à 3 h.

DEMELIN, rue des Halles, 30. Mardi, jeudi, samedi, de 2 h. à 3 h.

DOLÉRIS. boulevard Malesherbes, 49. Lundi, mercredi, vendredi, de 1 h. à 3 h.

MM.

DERIAUD, boulevard Saint-Denis, 13. De 1 h. à 3 h.

DOYEN, 34, avenue d'Iéna. Mercredi, vendredi, de 1 à 3 h.

DUBOST, boulevard Magenta, 61. Lundi, mercredi, vendredi, de 1 h. à 3 h.

DUBRISAY, rue Marengo, 6. Mardi, jeudi, samedi, à 1 h.

CHÉRON, boulevard Malesherbes, 45. De 3 h. à 6 h.

CORNET, boulevard Saint-Germain, 73. Mardi, jeudi, samedi, de 1 h. à 3 h. 1/2.

MAYGRIER, rue des Pyramides, 13. Lundi, mercredi, vendredi, de 3 h. à 5 h.

MIROPOLSKY (Georges), rue de la Glacière, 133. Lundi, mercredi, vendredi, de 1 h. à 3 h. ; dimanche, de 9 h. à 11 h.

MIROPOLSKY (Mme), rue de la Glacière, 133. Lundi, mercredi, vendredi, de 1 h. à 3 h.

MOYNIER, rue Joubert, 26. De 1 h. à 3 h.

NITOT, rue Lafayette, 24. Lundi, mercredi, vendredi, de 2 h. à 4 h.

BOISSARD, rue de Berlin, 47. Lundi, vendredi, de 1 h. à 3 h.

BONNAIRE, rue de Bourgogne, 37 ter. Mardi, jeudi, samedi, de 1 h. à 3 h.

BONNET (Stéphane), rue de Turin, 13. Mardi, jeudi, samedi, de 1 h. à 3 h.

BOUFFE-DE-SAINT-BLAISE, avenue Wagram, 62. Mardi, jeudi, samedi. de 1 h. à 3 h.

BOUILLY, rue de Beaujon. 9. Lundi, mercredi, vendredi, de 1 h. à 3 h.

MM.
PINARD, rue Cambacérès, 10. Lundi, mercredi, vendredi, de 1 h. à 3 h.
PORAK, boulevard Saint-Germain, 176. Lundi, mercredi, vendredi, de 2 h. à 4 h.
RIBEMONT - DESSAIGNES, boulevard Malesherbes, 10. Lundi, mercredi, vendredi, de 1 h. 1/2 à 3 h.
RICHARD D'AULNAY (Gaston). boulevard Haussmann, 40. Mardi, jeudi, samedi, de 2 h. à 4 h.
SEBILLOTTE, rue Croix-des-Petits-Champs, 11. De 1 h. à 3 h. excepté le samedi.
LOVIOT, rue de Hambourg, 12.

POZZI, place Vendôme, 10. Lundi, vendredi, de 2 h. à 4 h.
SEGOND, quai d'Orsay, 11. Mardi, jeudi, samedi, de 3 h. à 5 h.
STAPFER, rue Marignan, 14. Lundi, mercredi, vendredi, de 1 h. à 2 h.
BAR, rue de La Boëtie, 122. Lundi, mercredi, vendredi, de 2 h. à 4 h.
BATJAUD, boulevard Haussmann, 127. Mardi, jeudi, samedi, de 4 h. à 6 h.
BELIN, rue de Phalsbourg, 16. Lundi, mercredi, vendredi, de 3 h. à 5 h.
TARNER, rue Duphot, 13.

MALADIES DES ENFANTS

SIMON (J.), faubourg Saint-Honoré, 140. De 1 h. à 2 h.
CARRON DE LA CARRIÈRE, rue du Cirque, 4. De 1 h. à 3 h.
HUTINEL, rue de Courcelles, 1. Lundi, mercredi, vendredi, de 1 h. à 3 h.
GRANCHER, rue de Beaujon 36. Lundi, mercredi, vendredi, de 4 h. à 6 h.
JOSIAS, rue de Montalivet, 3. Lundi, mercredi, vendredi, de 2 h. à 4 h.

SEVESTRE, rue de Châteaudun, 53.
COMBY, rue Godot-de-Mauroy, 24. Mardi, jeudi, samedi, de 1 h. à 3 h.
MARFAN, rue Richepanse, 7. Lundi, mardi, vendredi, de 1 h. à 3 h.
CADET DE GASSICOURT, boulevard Haussmann, 40. De 1 h. à 3 h. excepté le mardi et le vendredi.
DERIOUD, boulevard Saint-Denis, 13. De 1 h. à 3 h.
DESCROIZILLES, r. Louis-le-Grand, 5. De 1 h. à 3 h.

MALADIES DU CŒUR

CHANTEMESSE, 30, rue Boissy-d'Anglas. De 1 h. à 3 h.
CUFFER, rue Basse-du-Rempart, 66. Lundi, mercredi, vendredi, de 1 h. à 3 h.
FAYÉS, rue de Grenelle, 89. Mardi, jeudi, samedi, de 2 h. à 5 h.
HUCHARD (Henri), avenue Montaigne, 53. Mardi, jeudi, samedi, de 1 h. à 3 h.

MERCIER (H.), rue du Montfaucon, 5. Tous les jours, de 4 h. à 6 h.
TISON, rue de Rennes, 135. Mardi, jeudi, samedi, de 1 h. à 3 h.
POTAIN, boulevard Saint-Germain, 256.
DIEULAFOY, avenue Montaigne, 38. Lundi, mardi, vendredi, de 2 h. à 3 h. 1/2.
GILBERT, rue de Rome, 27. Lundi, mercredi, vendredi, de 1 h. à 2 h.

HYDROTHÉRAPIE

MM.

KELLER, faubourg Saint-Honoré. 127. De 3 h. à 4 h.

BENI-BARDE, rue Miromesnil, 63; rue Boileau, 12.

BENOIT DU MARTOURET, rue de la Pépinière, 7. Mardi, jeudi, samedi, de 1 h. à 3 h.

RODET (Paul), rue Boileau, 12, docteur de l'Etablissement hydrothérapique d'Auteuil. De 4 h. à 6 h.

MM.

VERRIER-PASCAL, rue Delaroche, 6 et 8, Passy.

THERMES, rue Sfax, 3. De 4 h. à 6 h.

RAFFEGEAU, allée des Pages, au Vésinet (Seine-et-Oise).

DESCOURTIS, faubourg Saint-Honoré, 108. De 8 h. à midi et de 4 h. à 7 h.

DUVAL, rue Chateaubriand, 15.

ACCOLAS, boulevard du Château, 6, à Neuilly.

MALADIES DU LARYNX, DES OREILLES ET DU NEZ

ASTIER, boulevard Malesherbes, 132. Lundi, mercredi, vendredi, de 3 h. à 4 h.

BARATOUX, avenue de l'Opéra, 15. Lundi, mercredi, vendredi, de 2 h. à 4.

BONNET-NOEL, rue de Ponthieu, 12. Lundi, mercredi, vendredi, de 1 h. à 3 h.

BOULAY (Maurice), avenue Percier, 8 bis. Lundi, mardi, vendredi, de 4 h. à 6 h.

BURLUREAU (Ch.), rue de Rennes, 132. De 2 h. à 5 h.

CHAUVEAU (C.), boulevard Saint-Germain, 225. De 2 h. à 4 h.

CUVILLIER, rue de Londres, 44. Lundi, mercredi, vendredi, de 2 h. à 5 h.

CADIER ✳, rue de Rome. 21. De 2 h. à 5 h., excepté mardi.

CARTAZ, boulevard Haussmann, 39. De 2 h. à 3 h., excepté le jeudi.

CASTEX, avenue Messine, 3. Lundi, mercredi, vendredi, de 3 à 5 h.

COLIN (Alb.), place de la République, 17. Mardi, jeudi, samedi, de 2 h. à 4 h., et lundi, mercredi, vendredi, de 5 h. à 6 h.

CAUSIT, rue de la Chaussée-d'Antin, 41. De 2 h. à 4 h., excepté le mercredi.

COUPARD, rue Auber, 17. De 2 h. à 4 h., excepté mardi, de 8 h. à 10 h.

DANET, rue Godot-de-Mauroi, 19. De 2 h. à 4 h.

DELESCHAMPS, rue des Ecoles, 24. De midi à 2 h.

FURET (F.), rue Bonaparte, 59 bis. Lundi, mercredi, vendredi, de 1 h. à 3 h.

GAPIN, boulevard du Temple, 16. Lundi, mercredi, vendredi, de 1 h. à 3 h.

GOUGUENHEIM (M. H.), boulevard Haussmann, 73. Lundi, mercredi, jeudi, vendredi, de 1 à 4 h.

GELLÉ, rue Sainte-Anne, 4. De 1 h. à 5 h., excepté le samedi.

GILLES, rue des Mathurins, 55. De 2 h. à 4 h., excepté le samedi.

GLOVER (J.), rue du Faubourg-Poissonnière, 37, Lundi, mercredi, vendredi, de 4 h. à 6 h.

HELME, rue de Rome, 43. Mardi, jeudi, samedi, de 1 h. 1/2 à 3 h. 1/2.

HERMET, boulevard Haussmann, 121. De 3 h. à 5 h.

HERCK (J.-L.), rue Lafayette, 66. Mardi, jeudi, samedi, de 4 h. à 6 h.

JOUSLAIN (A.), rue Scribe, 5. Lundi, mardi, vendredi, de 1 h. à 3 h. Clin., faubourg Montmartre, 37, mardi, jeudi, samedi, de 4 h. à 6 h.

MM.

Lacroix (P.). rue du Printemps, 36. Lundi, mercredi, vendredi, de 2 h. à 4 h.

Ladreit de Lacharrière, quai Malaquais, 3, De midi à 3 h., excepté le mercredi.

Lamare, rue Richelieu, 28 *bis*. Mardi, jeudi, samedi, de 2 h. 1/2 à 4 h.

Lermoyez, rue de la Boëtie, 20 *bis*. Mardi, jeudi, samedi, de 4 h. à 6 h.

Le Tanneur, rue Mogador, 12. De 1 h. à 3 h.

Lévi, rue de Lille, 1. De 2 h. à 4 h.

Loewenberg, rue Auber, 15. De 2 h. à 4 h.

MM.

Loubrieu, rue de Savoie, 12. De 2 h. à 5 h.

Lubet-Barbon, boulevard Haussmann, 110. Lundi, mercredi, vendredi, de 2 h. à 4 h.

Luc, rue de Varennes, 54. De 1 h. 1/2 à 3 h. 1/2, excepté samedi et dimanche.

Martin (Alf.), rue du Général-Foy, 25. Lundi, mercredi, vendredi, de 3 à 5 h.

Ménière, place de la Madeleine, 3. Lundi, mercredi, vendredi, de 1 h. 1/2 à 3 h. 1/2.

Natier, rue de l'Université, 69.

Poyet, rue de Milan, 19.

MALADIES DE L'ESTOMAC

Debove, rue de La Boëtie, 53. Lundi, mercredi, vendredi, de 1 h. 1/2 à 2 h. 1/2.

Bouchard, rue de Rivoli, 174.

Chamoin, rue de la Bienfaisance, 40. Lundi, mercredi, vendredi, de 3 h. à 5 h.

Coste de Lagrave, rue de Rennes, 126. Mardi, jeudi, samedi, de 1 h. à 2 h.

De Cours, rue Lafayette, 132. Lundi, mercredi, vendredi, de 1 h. à 3 h.

Mihran-Kemhadjian, rue Etienne Marcel, 32. De 2 h. à 3 h.

Monin, rue du Luxembourg, 40.

Morin, rue Saint-Hyacinthe, 7. De 2 h. à 4 h., excepté le jeudi.

Potain, boulevard Saint-Germain, 256. Mardi, samedi, de 2 h. à 6 h.

Leven, avenue des Champs-Elysées, 26. Lundi, mercredi, vendredi, de 2 h. à 4 h.

Lyon (Gaston), rue de la Pépinière, 11. Mardi, jeudi, samedi, de 2 h. à 3 h.

ÉLECTROTHÉRAPIE

Depoux, boulev. Haussmann, 52.

Blaise, boulevard Magenta, 69. De 1 h. à 2 h.

Boehler, rue Babylone, 8 (Mardi, jeudi, samedi, de 3 h. à 5 h.

Branly, rue du Helder, 12. De 1 h. à 3 h.

Chamoin, rue de la Bienfaisance, 40. Lundi, mardi, vendredi, de 3 h. à 5 h.

Accolas, boulevard du Château, 6, à Neuilly.

Larat, rue Portalis, 12. De 2 h. à 4 h.

Lacaille (E.), rue Saint-Lazare, 4. Lundi, mardi, jeudi, vendredi, de 2 h. à 4 h.

Oudin, rue Belzunce, 12. De 1 h. à 3 h.

Paquelin, place Vendôme, 12. Mardi, jeudi, samedi, de 1 h. à 3 h.

Raichline (A.), rue de l'Arcade, 58. Lundi, mercredi, vendredi, samedi, de 2 h. à 4 h.

Foveau de Courmelles, rue Le Peletier, 26. Mardi, jeudi, samedi, de 2 h. à 3 h. 1/2.

MM.

DANION, place Delaborde, 12. De 4 h. à 6 h.

DELINEAU, boulevard Richard-Lenoir, 20, de 3 h. 1/2 à 6 h.

GAUTIER, place du Théâtre-Français, 3. De 4 h. à 5 h.

GRAND (J.), rue de Saint-Pétersbourg, 8. Lundi, mercredi, vendredi, de 2 h. à 4 h.

MM.

SÉRÉNO (E.), rue Thérèse, 14. De 11 h. à midi et de 3 h. à 6 h. 1/2.

SOUZA, boulevard Clichy, 81. Lundi, mercredi, vendredi, de 3 h. à 5 h.

TRIPIER, rue Cambon, 41. De 2 h. à 4 h.

VERRIER-PASCAL, rue Delaroche, 6 et 8, Passy.

VIGOUROUX, rue Notre-Dame-de-Lorette, 22. De 3 h. à 6 h.

MALADIES DE LA PEAU

BALZER, rue de l'Arcade, 8. De 2 h. à 3 h.

BARBE, rue de Penthièvre, 34. De 2 h. à 3 h.

BESNIER (E.), boulevard Malesherbes, 59. Lundi, mercredi, jeudi, samedi, de 1 h. à 3 h. et le vendredi, sur rendez-vous.

BROCQ, rue d'Anjou, 65. Tous les jours de 1 h. à 3 h., sauf le dimanche; le vendredi, sur rendez-vous.

BUCHIN, rue de l'Entrepôt, 4. Lundi, mercredi, vendredi, de 2 h. à 4 h.

CHATELAIN, rue Taitbout, 41.

DARIER (J.), boulevard Saint-Germain, 26.

FEULARD (H.), rue Saint-Georges, 20. Lundi, mercredi, vendredi, de 3 h. à 5 h.; jeudi, de 1 h. à 3 h.

FLEURY, rue de Passy, 9. Lundi, mercredi, vendredi, de 1 h. à 3 h.

FOURNIER (Alfred), rue Volney, 1.

HALLOPEAU, boulevard Malesherbes, 91. Mardi, de 5 h. 1/2 à 6 h. 1/2; lundi, mercredi, vendredi, de 2 h. à 3 h. 1/2.

HARDY, rue Miromesnil, 79. De 2 h. à 4 h.

HUDELO (Lucien), rue du Mont-Thabor, 6. Mardi, jeudi, samedi, de 4 h. à 5 h. 1/2.

JACQUET, rue Monceau, 58. Mardi, jeudi, samedi, de 1 h. à 3 h.

MOLENES-MAHON (DE), boulevard Malesherbes, 9. Lundi, jeudi, de 11 h. à 4 h.

MONNET, boulevard Saint-Germain, 16. Mardi, jeudi, samedi, de 2 h. à 4 h.

MOREL-LAVALLÉE, rue Taitbout, 8. Lundi, mercredi, vendredi, de 2 h. à 3 h.

PELTIER, boulevard Magenta, 42. De 4 h. à 6 h. Excepté le jeudi.

POKITONOFF, rue de La Boëtie, 85. Lundi et samedi, de 3 h. à 5 h., mardi et jeudi, de 1 h. à 3 h.

ROUSSEL, rue Béranger, 6. Mardi, jeudi, samedi, de 4 h. à 6 h.

THIBIERGE (G.), rue de Suresne, 7. Lundi, mercredi, vendredi, de 1 h. à 2 h. 1/2.

VASTICAR, rue de Châteaudun, 15. A 5 h.

WICKHAM (L.), rue Matignon, 36.

MALADIES NERVEUSES, MALADIES MENTALES

BALLET (Gilbert), 39, rue Général-Foy. Lundi, mercredi, vendredi, de 1 h. 1/2 à 3 h.

JOFFROY, rue de Rivoli, 186. Mercredi, samedi, à 3 h. Tous les autres jours, sur rendez-vous.

15.

MM.

RAYMOND, boulev. Haussmann, 142. Lundi, mercredi, vendredi, de 1 h. à 4 h.

RICHER, rue Garancière, 11. Mardi, samedi, de 1 h. à 3 h.

ROUBINOVITCH, rue du Faubourg-Poissonnière, 115 Lundi, mercredi, vendredi, de 1 h. à 3 h.

MAGNAN, rue Cabanis, 1. Lundi, mercredi, vendredi, de 1 h. à 3 h.

MOTET, rue de Charonne, 151. De 11 à 3 h.

POTTIER, rue Picpus, 8. De 1 h. à 4 h.

RITTI, médecin de la Maison nationale de Charenton.

RODET, rue Boileau, 12. De 4 h. à 6 h.

VALLON, rue Lagrange, 3. Lundi, mercredi, vendredi, de 2 à 3 h.

FLEURY (Maurice de), rue de Turin, 34. De 1 h. à 3 h.

MM.

GÉRARD, rue d'Amsterdam, 14. De 1 h. à 4 h.

ACCOLAS, boulevard du Château, 6, à Neuilly.

LUYS, rue de Grenelle, 20. Lundi et vendredi.

BLAISE, boulevard Magenta, 69. De 1 h. à 3 h.

BONNET, rue Saint-Lazare, 28. De 2 h. à 7 h.

BOURNEVILLE, rue des Carmes, 14. Mercredi, vendredi, de 1 h. à 3 h.

DENY, rue de la Pépinière, 18. Lundi, mercredi, vendredi, de 2 h. à 3 h.

GARNIER (Paul), boulevard Montmartre, 16. Mardi, jeudi, vendredi, de 2 h. à 3 h. Tous les jours, à midi, au Dépôt de la Préfecture de police.

MALADIES DES YEUX

ABADIE, rue Volney, 9. Lundi, mercredi, vendredi, à 5 h.

BEGUE, rue Saint-Antoine, 143. Tous les jours, de 2 h. à 3 h. 1/2, et rue Godot-de-Mauroi, 40, mardi, jeudi, samedi, de 4 h. 1/2 à 6 h.

BELLENCONTRE, 3, rue Scribe. De 4 h. à 6 h., excepté jeudi.

BOUCHERON, rue Halévy, 14. A 4 h. 1/2.

BRUN, rue de Madrid, 20. Lundi, mercredi et vendredi, à 2 h.

BULL, rue de la Paix, 4. De 2 h. à 4 h.

CHAMOIN, rue de la Bienfaisance, 40. Lundi, mercredi, vendredi, de 3 h. à 5 h.

CHEVALLEREAU, rue des Pyramides, 9. De 4 h. à 6 h., excepté le mardi.

DEBIERRE, boulevard Saint-Martin, 39. De 2 h. à 4 h.

DEHENNE, rue de Berlin, 34. De 2 h. à 4 h.

DESMARRES, quai du Louvre, 43. De 1 h. à 4 h., excepté le samedi.

DESPAGNET, boulevard Haussmann, 74. De 4 h. à 7 h.

DUBOIS DE LA VIGERIE, rue de la Victoire, 56. De 2 h. à 6 h.

FERRET, 49, boulevard Saint-Germain. Mardi, jeudi, de 3 h. à 4 h.

GALEZOWSKI, boulevard Haussmann, 103. De 3 h. à 6 h.

GORECKI, rue Dauphine, 16. De 1 h. à 2 h. — Rue Lavoisier, 4, à 4 h.

KALT (E.), place Vendôme, 22. De 4 h. à 6 h., excepté le mercredi et le samedi.

KŒNIG (E.), boulevard Malesherbes, 65. De 4 h. à 6 h., excepté le vendredi. Clinique : rue Monge, 14. De 1 h. à 3 h.

LANDOLT, rue Volney, 4. De 4 h. à 6 h., excepté le samedi.

LOURRIEU, rue de Rivoli, 50. De 3 h. à 5 h.

MATHIEU, 74, boulevard Sébastopol. De 2 h. à 4 h.

MM.

MELLO VIANNA (DE), 8, rue de Phalsbourg. De 3 h. à 5 h.

MEYER, boulevard Haussmann, 73.

MORAX, 46, rue de Londres. De 4 h. à 6 h., excepté mercredi et vendredi.

PANAS, rue du Général-Foy, 17. De 2 h. à 4 h.

PARENT, avenue de l'Opéra, 26. De 5 h. à 6 h.

PÉCHIN, 5, place Jussieu.

PARENTEAU, rue du Rocher, 73. De 4 h. à 6 h.

PARINAUD, 61, rue de la Boëtie. De 3 h. 1/2 à 5 h., excepté samedi.

PINEL DE MAISONNEUVE, boulevard Saint-Germain, 198. Mardi, jeudi, samedi, de 3 h. à 5 h.

MM.

ROUFFINET, rue Laffitte, 15. De 4 h. à 6 h.

SAUVINEAU, rue des Mathurins, 5. Lundi, mercredi, vendredi, de 4 h. à 6 h.

TERSON (Albert), rue Tronchet, 14. Lundi, mercredi, vendredi, de 4 h. à 6 h.

TOLEDANO, rue de Bourgogne, 24. De 3 h. à 4 h., excepté le jeudi.

TROUSSEAU, boul. Haussmann, 57. De 4 h. à 6 h., excepté le samedi.

VALUDE, boulevard Saint-Germain, 198. De 4 h. à 5 h., excepté le samedi.

WECKER (DE), avenue d'Antin, 31. De 1 h. à 2 h. Clinique : rue du Cherche-Midi, 45. De 2 h. à 5 h.

MALADIES DES VOIES URINAIRES ET DES REINS

ALBARRAN, rue de Varenne, 63.

BOULANGER, rue de l'Isly, 4.

DELEFOSSE, place Saint-Georges, 22.

DE PEZZER, boulev. Malesherbes, 8.

DESNOS, rue de Rome, 31.

DIEULAFOY, avenue Montaigne, 38.

DUCHASTELET, rue Portalis, 11 *bis*.

DUCHEMIN, boulev. Haussmann, 46.

FORT, rue François Ier.

GUYON, rue Roquépine, 11 *bis*.

HAMONIC, rue du 29-Juillet, 3.

JAMIN, rue Taitbout, 52.

LABADIE-LAGRAVE, avenue Montaigne, 8.

LANGLEBERT (J.), r. Montaigne, 27.

LAVAUX, rue Godot-de-Mauroi, 17.

LÉCORCHÉ, boul. Haussmann, 104.

LE DENTU, r. du Général-Foy, 27.

MARX, rue du Conservatoire, 13.

MAURIAC, rue Caumartin, 15.

TUFFIER, avenue Gabriel, 42.

Chirurgiens

DOYEN, avenue d'Iéna, 34. Mercredi et vendredi, de 1 h. 1/2 à 3 h.

POIRIER, rue de l'Ecole-de-Médecine, 7.

ROUTIER, rue Clément-Marot, 22.

CAMESCASSE, rue Marbeuf, 10.

SEGOND, quai d'Orsay, 11.

SEBILEAU, rue Vignon, 28.

CHAPUT, rue de Lille, 83.

PICQUÉ, rue de l'Isly, 8.

GUINARD, rue Godot-de-Mauroi, 20.

BAZY, rue d'Antin, 21.

RICARD, boulevard du Palais, 5.

TUFFIER, avenue Gabriel, 42.

WALTER, boulevard Haussmann, 21.

TILLAUX, boul. Saint-Germain, 189.

VAUCAIRE, rue de la Boëtie, 11.

TERRIER, rue de Copenhague, 3.

MM.

PÉAN, boulevard Malesherbes, 24.
VERCHÈRE, rue du Bac, 101.
SAINTON, boulevard Raspail, 2.
SCHWARTZ, boulevard Saint-Germain. 183.
SÉE (Marc), boulevard Saint-Germain, 126.
CHERON, boulevard Malesherbes 46.
DELINEAU. boulevard Richard-Lenoir, 20.
DEMELIN, rue des Halles, 30.
DOLÉRIS, boulevard de Courcelles, 20.
DUBRISAY (Louis), rue Marengo, 6.
DUCOR, avenue de Villiers, 87.
DULOROY, rue du Pont-Louis-Philippe, 26.
DLUSKI (Mme), rue de Châteaudun, 39.
GASCARD, rue des Ecoles, 33.
GAUDIN, rue Saint-Lazare, 99.
BESANÇON (P.), rue de la Pépinière, 22.
BILHAUT, avenue de l'Opéra, 5.
BLUM, rue Joubert. 20.
BOUILLY, rue Beaujon, 9.
BROCA, rue de l'Université, 5.
CAMPENON, rue des Saints-Pères, 52.
LUCAS-CHAMPIONNIÈRE (Just), avenue Montaigne, 3.
COUDRAY, rue de l'Arcade, 29.
CRAUCK, rue Gaudot-de-Mauroi, 9.
DELBET, rue du Bac, 24.
DELENS, rue Marbeuf, 29.
DEMOULIN, rue de l'Université, 1.
DUPLAY, rue Cambacérès, 10.
ALBARRAN, rue de Varenne, 63.
ANGER (Benjamin), rue de Berri, 4.
ANGER (Théophile), boulevard Haussmann, 105.
ANSELMIER, rue de Châteaudun, 16.
ARNOULD, rue d'Assas, 24.

MM.

AUBEAU, boulevard Haussmann, 40.
BELIN (R.), rue de Phalsbourg, 16.
BERGER, rue de Bourgogne, 16.
BEURNIER, rue de Bourgogne, 12.
POZZI, place Vendôme, 10.
QUENU, rue de Londres. 46.
RECLUS, rue des Saints-Pères, 9.
REDARD, rue de Turin, 3.
REMY. rue de Londres, 46.
REYNIER (Paul), place Delaborde, 12 *bis.*
ROUTIER, rue Clément Marot, 22.
RICHELOT, rue de Penthièvre, 32.
SAINT-GERMAIN (de), rue Royale-Saint-Honoré, 24.
FAURE. rue de Seine, 6.
FÉLIZET, rue d'Amsterdam. 93.
FISCHER (Henri), rue Desbordes-Valmore, 24 (Passy).
FOURNEL, rue Richer, 50.
GENDRON, rue Turbigo, 10.
GUÉNIOT, rue de Lille, 1.
GUYON, rue Roquépine, 11 *bis.*
HARTMANN, rue de Rome, 67.
LEGUEU, rue de Villersexel, 1.
LEJARS, rue Miromesnil, 75.
MAURIAC, rue Caumartin, 15.
MARCHAND, boulevard Malesherbes. 67.
MARCHANT-GÉRARD, cité Martignac, 12 (rue de Grenelle, 111).
MICHAUX, boulevard Saint-Germain, 197.
MONOD (Charles), rue Cambacérès, 12.
MONNIER (Louis), rue des Saints-Pères, 76 *bis.*
NICAISE, boulevard Malesherbes. 37.
NÉLATON, rue Saint-Honoré, 368.
OZENNE, boulevard Haussmann, 110.
PANAS, rue de Berri, 6.

Cliniques particulières

GYNÉCOLOGIE, MALADIES DES FEMMES ET DES ENFANTS

MM.

VAUCAIRE, boulevard des Batignolles, 80 (rue de Chéroy, 1). Lundi, mercredi, vendredi, de 1 h. à 3 h.; dimanche, de 9 h. à 10 h.

DELINEAU, rue de l'Ancienne-Comédie, 15. Mardi et vendredi à 1 h.

GAZEAU, rue de Provence, 102. Lundi, mardi, jeudi, de midi à 2 h.; mercredi, samedi, de 8 h. à 10 h. du soir.

SALES (Bernard), rue des Martyrs, 18 *bis*. Consultations gratuites, lundi et vendredi à 10 h.; consultations privées, lundi et vendredi, à 2 h.

CAMESCASSE, rue des Marais, 35. Consultations gratuites de chirurgie et de gynécologie, mardi, vendredi, de 10 h. à midi;

MM.

DUVAU, rue Ramey, 27. Mardi, jeudi, samedi, de 2 h. à 4 h.

TOUVENAINT, rue Cadet, 18. Mardi, jeudi, samedi, de 1 h. à 3 h:

NITOT, rue Fléchier, 2. Consultations gratuites. mardi, samedi, à 2 h.; consultations particulières le jeudi, de 2 à 3 h.

DOYEN, 31, avenue d'Iéna.

BATUAUD, 127, boul. Haussmann.

AUVARD, rue Malebranche, 15. Mardi, jeudi, samedi, de 1 h. à 3 h.

BELIN (René), rue Saint-Lazare, 100. Mardi, jeudi, samedi, de midi à 2 h.

BLONDEL (R.), avenue de Clichy, 43. Mardi, jeudi, samedi, de 2 h. à 4 h.

BONNET, rue Guy-de-la-Brosse, 8. Lundi, mercredi, vendredi, de 3 à 4 h. 1 2.

OREILLES, NEZ, LARYNX

BARATOUX, rue Saint-André-des-Arts, 33. Mardi, jeudi, samedi, à 2 h.

BLANC (E.), rue Guénégaud, 13. Lundi et jeudi, de 9 h. à 11 h.

BOUCHERON, rue Saint-André-des-Arts, 53. A 2 h.

BOULAY (Maur.), rue de Condé, 1. Lundi, mercredi, vendredi, de 1 à 2 h.

CADIER, rue Suger, 13. Lundi et vendredi, à midi.

CASTEX, rue Jacob, 52. Mardi, jeudi, samedi, de 2 h. 1/2 à 4 h. 1/2.

CHAUVEAU, boulevard Saint-Germain, 99.

CUVILLIER, rue des Martyrs, 20. Mardi, jeudi, samedi, de 4 h. à 6 h.

MM.

DUMONT, place Saint-André-des-Arts, 11. Mardi, jeudi, de 4 h. à 6 h. et de 7 h. à 9 h.

GARNAULT, rue Réaumur, 7. Gratuit le dimanche à 9 h. du matin, mercredi à 8 h. du soir, vendredi à 4 h.

HELME, rue d'Aboukir, 96. Lundi, mercredi, vendredi, de 9 à 11 h.

LE TANNEUR, rue Hérold, 20. Lundi, mercredi, vendredi, de 10 à 12 h.

LUC, rue Malebranche, 15. Mardi, jeudi, samedi, à 5 h.

MADEUF, rue de l'Arbre-Sec, 46. De 4 à 5 h., et de 8 à 9 h.

LUBET-BARBON, rue des Grands-Augustins, 19. Mardi, jeudi, samedi, de 2 à 3 h.

NATIER, rue Antoine-Dubois, de 5 à 6 h.

MM.

POYET, rue Hautefeuille, 14. Mardi et samedi, de 4 h. 1/2 à 5 h. 1/2 ; jeudi, de 10 h, à 11 h.

RATTEL (J.-A.), rue de l'Université, 1, de 1 h. à 3 h., dimanches et fêtes exceptés.

RIBARD, rue du Point-du-Jour, 84. Mardi, jeudi, samedi, de 2 à 3 h.

SAINT-HILAIRE, avenue de l'Opéra, 11. De 3 à 6 h.

SARREMONE (R.), rue d'Edimbourg, 17. Lundi, mercredi, vendredi, de 3 à 5 h.

TUCKER (M.), rue du Faubourg-Saint-Honoré, 3. Mercredi, jeudi, samedi, de 1 h. à 4 h.

WEISSMANN (E.), rue du Général-Foy, 36. Lundi, mercredi, vendredi, de 3 à 5 h.

MALADIES DES YEUX

MELLO VIANNA (de), boulevard des Batignolles, 80. Mardi, jeudi, samedi, de 10 h. à midi.

OSTWALT, rue de Condé, 1. De midi à 1 h. 1/2.

PARINAUD, avenue de Clichy, 50. De 1 h. à 3 h.

PÉCHIN, 5, place Jussieu. A 3 h.

FISCHER (Henri), rue Desbordes-Valmore, 24 (Passy). Consultations gratuites, mardi, jeudi, samedi, de 9 h. à 10 h. 1/2.

GALEZOWSKI, rue Dauphine, 41. A 3 h.

GIRAUD, rue Sainte-Isaure, 2. De 10 h. à midi.

GORECKI, rue Dauphine, 16. A 1 h.

GOUVEA (Hilario de), rue des Mathurins, 19. De 1 h. à 3 h.

KAHN, avenue des Ternes, 35. De midi 1/2 à 2 h. 1/2.

LANDOLT, rue Saint-André-des-Arts, 27. — Tous les jours de midi à 2 h.

LEVINÇON, boulevard Magenta, 123 (gare du Nord). De 1 h. à 2 h. 1/2.

MEYER, rue Saint-Guillaume, 13. A 1 h.

LEFÈVRE, boulevard Saint-Martin, 25, et rue Meslay, 32. Tous les jours, de 3 h. à 5 h.

BERGER, rue du Louvre, 36. De midi à 2 h.

BOÉ, rue des Grands-Augustins, 20. Tous les jours de 1 h. à 3 h.

BOUCHERON, rue Saint-André-des-Arts, 53. A 2 h.

CAUDRON et DEBIERRE, rue Meslay, 46. Le matin à 10 h., et de 4 h à 6 h.

DARIER, rue Buffault, 9. De 2 h. à 5 h.

DEHENNE. Clinique et maison de santé pour le traitement des maladies des yeux, rue Monsieur-le-Prince, 24.

ABADIE, boulevard Saint-Germain, 172. De 1 h. à 3 h.

BEGUE, rue Saint-Antoine, 143. De 2 h. à 3 h. 1/2.

BELLENCONTRE, rue Rochechouart, 42. De 10 h. à midi ; consultations particulières de 2 h. à 3 h., lundi, mercredi, vendredi.

VIALET, rue de l'Eperon, 12. De 1 h. à 3 h., tous les jours.

MM.

VIGNES, rue Dauphine, 18. De 1 h. à 3 h., tous les jours.

WUILLOMENET, rue Saint-Denis, 79. De 1 h. à 3 h.

PINEL DE MAISONNEUVE, rue Hautefeuille, 5. De 9 h. à 11 h., mardi, jeudi, samedi.

MM.

ROUFFINET, rue de Navarin, 2. Tous les jours, de 1 h. à 3 h.

SPÉVILLE (d'Oger de), boulevard de Clichy, 81 (place Clichy). Lundi, mercredi, vendredi, à 4 h.

SUREAU (H.), faubourg Saint-Denis, 101. De 4 h. à 6 h., lundi, mercredi, vendredi.

MALADIES VÉNÉRIENNES ET DE LA PEAU

LANGENHAGEN (de), cité Rougemont. 3.

SAINT-HILAIRE, rue Dauphine, 20. Lundi, vendredi, dimanche, de 10 h. à 11 h.; mardi, jeudi, samedi, de 1 h. à 2 h.

VAUCAIRE, boulevard des Batignolles, 80. Lundi, mercredi, vendredi, de 1 h. à 3 h.; dimanche, de 9 h. à 10 h. matin.

FOURNIER, rue Lévis, 24. Mardi, samedi, de 11 h. à 1 h.

GAZAUD, rue Git-le-Cœur, 11.

HUDELO, rue du Mont-Thabor, 6.

MARTY, rue Hautefeuille, 1 *bis*. Lundi, vendredi, de 9 h. à 10 h.; mercredi, de 5 h. à 6 h.

FLEURY, rue d'Armaillé, 4. Mardi, samedi, de 1 h. 1/2 à 3 h.

CHIRURGIE, ORTHOPÉDIE

Ecole française d'orthopédie et massage (directeur Paul ARCHAMBAULT, rue Cujas, .

ARNOULD, hôpital Saint-François, boulevard Saint-Marcel, 36. Lundi, jeudi à 8 h. 1/2.

BELIN (René), rue Saint-Lazare, 100. Mardi, jeudi, samedi à 3 h.

BILHAUT, hôpital International, rue de la Santé, 11. Consultations lundi, mercredi, vendredi à 4 h.; opérations les mardis à 9 h.

COUDRAY, rue de Seine, 16. Mardi, jeudi, samedi, de 3 h. à 4 h. 1/2.

FISCHER (Henri), rue Desbordes-Valmore, 24 (Passy). Consultations gratuites, mardi, jeudi, samedi, de 9 h. à 10 h. 1/2.

MAURANGE (G.), rue Séguier, 14. Lundi, mercredi, vendredi, de 1 h. à 3 h.

MIROVITCH, rue Saint-Antoine, 153. Mardi, jeudi, samedi, de 9 à 10 h.

DEMARS, rue Chabanais, 10 (femmes et enfants). Mardi et samedi, de 1 h. à 5 h.

MALADIES MENTALES ET NERVEUSES

BÉRILLON, rue Saint-André-des-Arts, 49.

DUTIL, rue de Rennes, 89.

THYSSEN, rue Championnet, 172.

MORICOURT, rue Chanaleilles, 9.

MALADIES DES VOIES RESPIRATOIRES, DE L'ESTOMAC ET DU CŒUR

MM.
CARPENTIER (Alfred), rue du Temple, 174. De 4 h. à 6 h.
ARTAULT, 2, rue Boutarel.

MM.
COSTE DE LAGRAVE, rue du Faubourg Saint-Antoine, 265-267. Tous les jours, de 4 h. à 6 h.
GEOFFROY (J.), rue des Archives, 4. Lundi, mercredi, vendredi à 8 h.

MALADIES OSSEUSES ET ARTICULAIRES

LE GRIX, rue d'Armaillé, 4. De 10 h. 1/2 à 11 h. 1/2 du matin, mercredi et samedi; de 5 h. à 7 h. du s.,lundi, mercredi, samedi

ÉLECTROTHÉRAPIE

LARAT, quai des Grands-Augustins, 25.
LACAILLE, rue d'Assas, 30.
GAUTIER, place du Théâtre-Français, 3.
SERENO, rue Saint-Denis, 232. Mardi et samedi, de 1 h. à 3 h.
CHAMOIN, rue de Rivoli, 71. Mardi, jeudi, samedi, de 3 h. à 5 h.

VERGNE, rue des Innocents, 4. Lundi, mercredi, vendredi, de 8 h. 1/2 à 9 h. 1/2.
FOVEAU DE COURMELLE, rue Rodier, 12. Mardi, jeudi, samedi, de midi à 2 h.
DELINEAU, rue de l'Ancienne-Comédie, 15. Mardi et vendredi à 1 h.

MALADIES DES VOIES URINAIRES

FORT, rue Christine, 3.
VAUCAIRE, boulevard des Batignolles, 80. Lundi, mercredi, vendredi, de 1 h. à 3 h.

LAVAUX, rue des Grands-Augustins, 15.
VŒLKER, rue du Jour, 19.
LANGLOIS, rue Dauphine, 20.

CERTIFICAT

Je soussigné, docteur en médecine, de la Faculté

de .... *demeurant à* ....

rue .... *n°* .... *certifie que*

M .... *âgé de* .... *ans,*

demeurant à .... *rue* .... *n°* ....

est affecté de ....

....

....

....

....

*En foi de quoi, je lui ai délivré le présent certificat pour
servir et valoir ce que de raison.*

Ce *189*

N. B. — Le certificat doit être légalisé, à Paris, par le commissaire
de police de l'arrondissement où demeure le docteur; dans les dépar-
tements, par le maire, le préfet ou le sous-préfet. Il doit être établi sur
papier timbré, quand il est susceptible d'être produit en justice.

16

CERTIFICAT

Je soussigné, docteur en médecine, de la Faculté

de .... *demeurant à* ....

rue .... *n°* .... *certifie que*

M .... *âgé de* .... *ans,*

demeurant à .... *rue* .... *n°* ....

est affecté de ....

....

....

....

....

En foi de quoi, je lui ai délivré le présent certificat pour servir et valoir ce que de raison.

Ce *189*

CERTIFICAT

Je soussigné, docteur en médecine, de la Faculté

de .... demeurant à ....

rue .... nᵒ .... certifie que

M .... âgé de .... ans,

demeurant à .... rue .... nᵒ ....

est affecté de ....

....

....

....

....

En foi de quoi, je lui ai délivré le présent certificat pour servir et valoir ce que de raison.

Ce 189

16.

CERTIFICAT

Je soussigné, docteur en médecine, de la Faculté

de .... *demeurant à* ....

rue .... *n°* .... *certifie que*

M .... *âgé de* .... *ans,*

demeurant à .... *rue* .... *n°* ....

est affecté de ....

....

....

....

....

En foi de quoi, je lui ai délivré le présent certificat pour servir et valoir ce que de raison.

Ce *189*

CERTIFICAT

Je soussigné, docteur en médecine, de la Faculté

de .... *demeurant à* ....

rue .... *n°* .... *certifie que*

M .... *âgé* *de* .... *ans,*

demeurant à .... *rue* .... *n°* ....

est affecté de ....

....

....

....

....

En foi de quoi, je lui ai délivré le présent certificat pour servir et valoir ce que de raison.

Ce *189*

CERTIFICAT

Je soussigné, docteur en médecine, de la Faculté

de .... demeurant à ....

rue .... nᵒ .... certifie que

M .... âgé de .... ans,

demeurant à .... rue .... nᵒ ....

est affecté de ....

....

....

....

En foi de quoi, je lui ai délivré le présent certificat pour servir et valoir ce que de raison.

Ce........................ 189

Ordonnance du ....

Ordonnance Nº I

Diagnostic ....

Ordonnance N° II

Diagnostic

N° II

Ordonnance du ....

Ordonnance du ....

Diagnostic ....

Ordonnance du ....

Ordonnance N° IV

Diagnostic ....

N° V

Ordonnance du ________________

Diagnostic .... Ordonnance N°VI

Ordonnance du ....

N° VI

Ordonnance du ....

Ordonnance N° VII

Diagnostic ....

18

Ordonnance du ....

Diagnostic ....

Ordonnance du ....

Ordonnance N° IX

Diagnostic

Ordonnance N° X

Diagnostic

N° X

Ordonnance du

Ordonnance du ....

N° XI

Ordonnance N° XI

Diagnostic

Ordonnance du ....

Diagnostic ....

Ordonnance du ....

Diagnostic

Ordonnance N° XIII

49

Ordonnance du ....

Ordonnance du ________________________________

Ordonnance N° XV

Diagnostic ___________________________________

Ordonnance du ________________________________

Diagnostic .... Ordonnance N° XVI

N° XVI

Ordonnance du ....

N.º XVII

Ordonnance du

Diagnostic .... Ordonnance N° XVIII

Ordonnance du ....

N° XVIII

Ordonnance du ....

Ordonnance Nº XX

Diagnostic

Nº XX

Ordonnance du

Ordonnance du ....

Ordonnance du _____________________________

Ordonnance N° XXII

Diagnostic

Diagnostic

Ordonnance N° XXIII

Ordonnance du

N° XXIII

N° XXIV

Ordonnance du

Ordonnance du ....

Ordonnance N° XXV

Diagnostic ....

21

Ordonnance N° XXVI

Diagnostic

N° XXVI

Ordonnance du

Ordonnance N° XXVII

Diagnostic

Ordonnance du ....

Ordonnance N° XXVIII

Diagnostic

N° XXVIII

Ordonnance du

Ordonnance du ....

Ordonnance N° XXIX

Diagnostic

N° XXX

Ordonnance du ....

Ordonnance du ....

Ordonnance N° XXXI

Diagnostic ....

Ordonnance du ....

Diagnostic ....

Ordonnance du ....

Diagnostic ....

N° XXXIV

Ordonnance du ....

FEUILLE DE TEMPÉRATURE

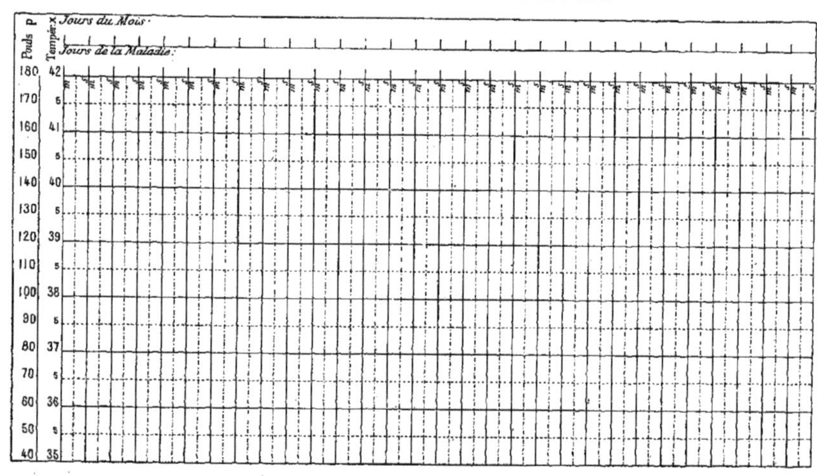

FEUILLE DE TEMPÉRATURE

FEUILLE   DE   TEMPÉRATURE

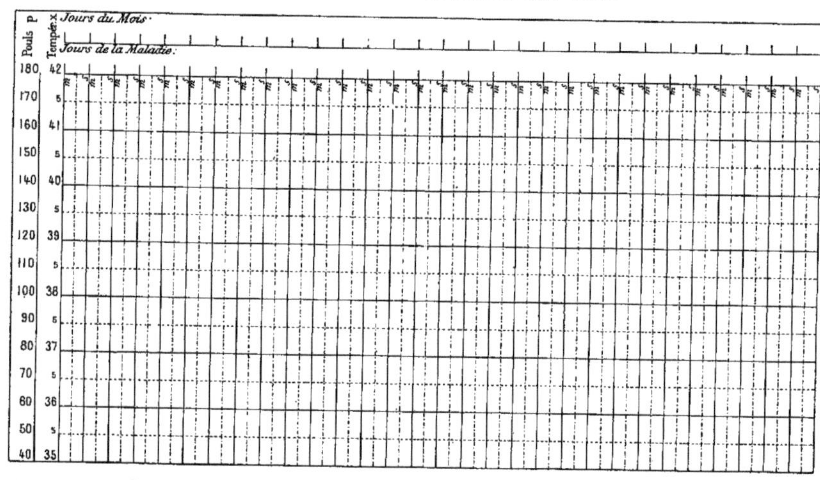

FEUILLE DE TEMPÉRATURE

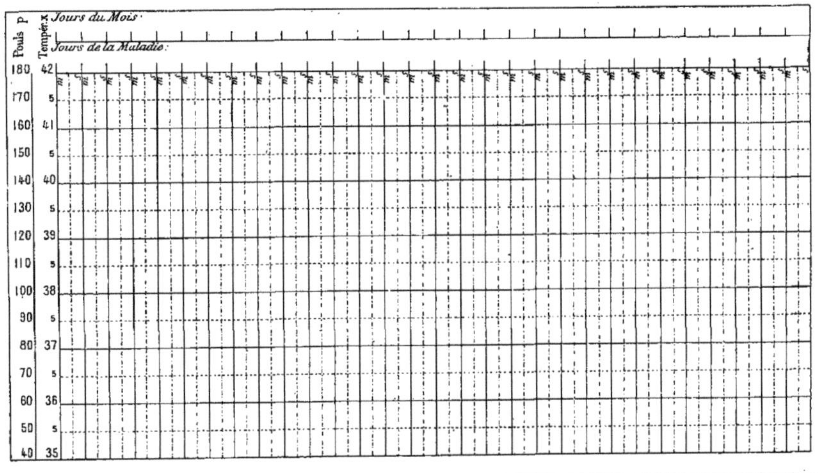

FEUILLE DE TEMPÉRATURE

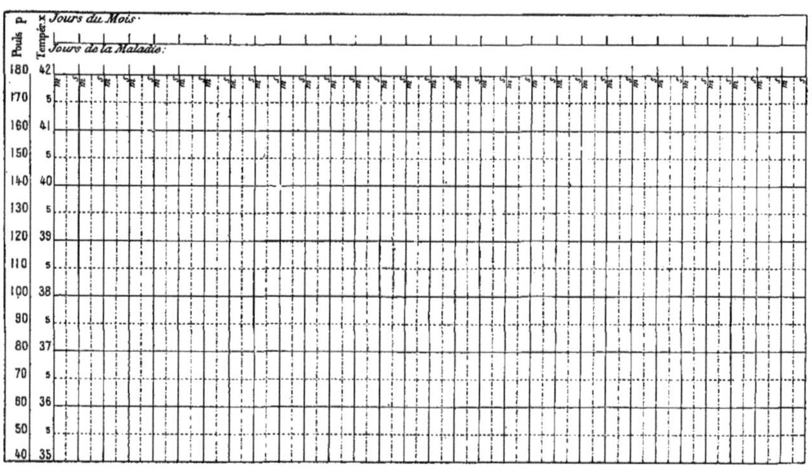

FEUILLE DE TEMPÉRATURE

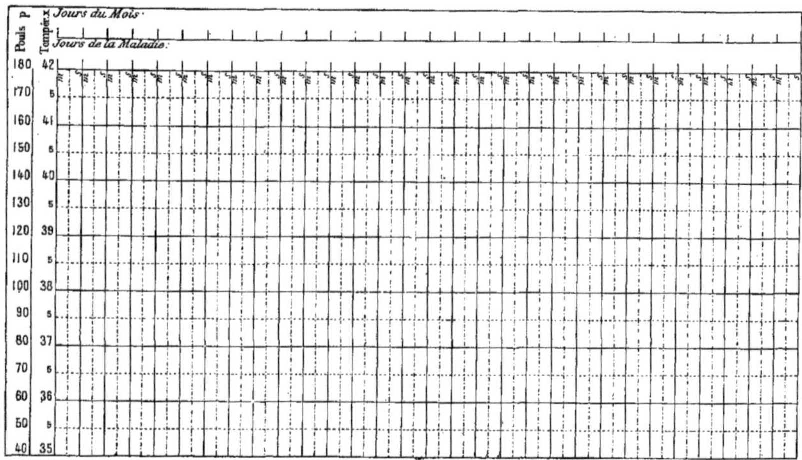

FEUILLE DE TEMPÉRATURE

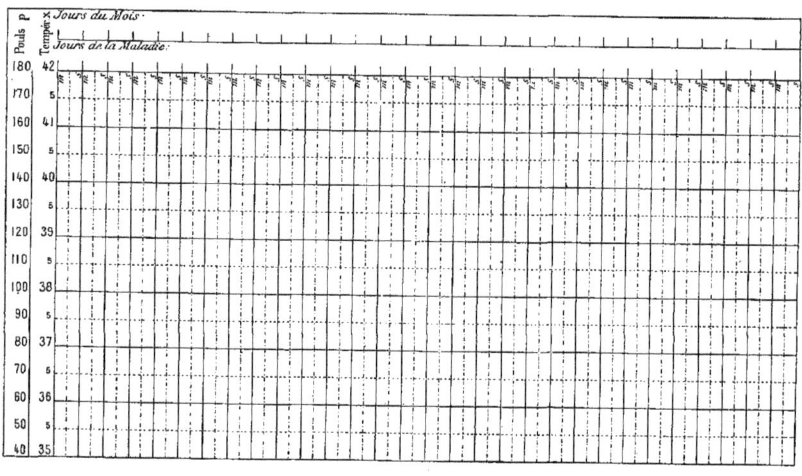

FEUILLE DE TEMPÉRATURE

TABLE DES MATIÈRES

Paris. — L. MARETHEUX, imprimeur, 1, rue Cassette.

BOULANGERIE

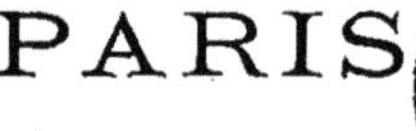

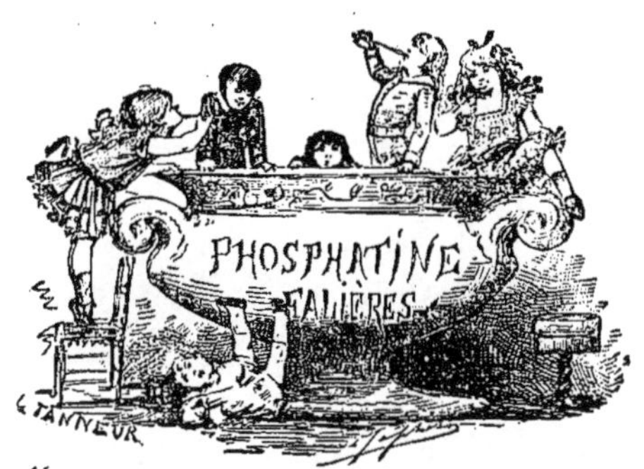

La " PHOSPHATINE FALIÈRES" est
l'aliment le plus agréable et le plus recommandé pour les enfants dès l'âge de 6 à 7
mois, surtout au moment du sevrage et
pendant la période de croissance. *Il facilite
la dentition, assure la bonne formation des os.*

PARIS, 6, AVENUE VICTORIA ET PH^cies

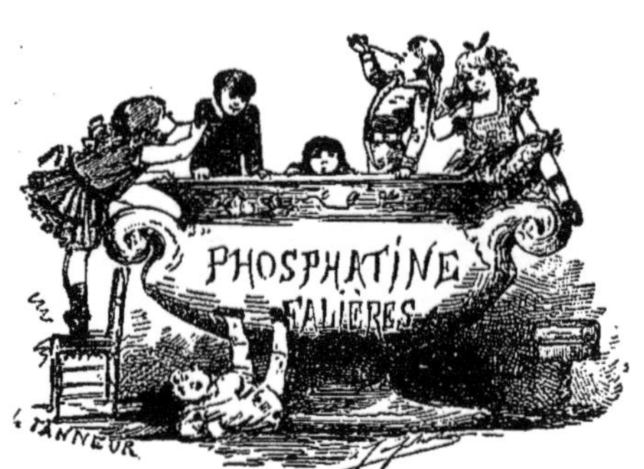

La " PHOSPHATINE FALIÈRES" est l'aliment le plus agréable et le plus recommandé pour les enfants dès l'âge de 6 à 7 mois, surtout au moment du sevrage et pendant la période de croissance. *Il facilite la dentition, assure la bonne formation des os.*

PARIS, 6, AVENUE VICTORIA ET PHᶜⁱᵉˢ

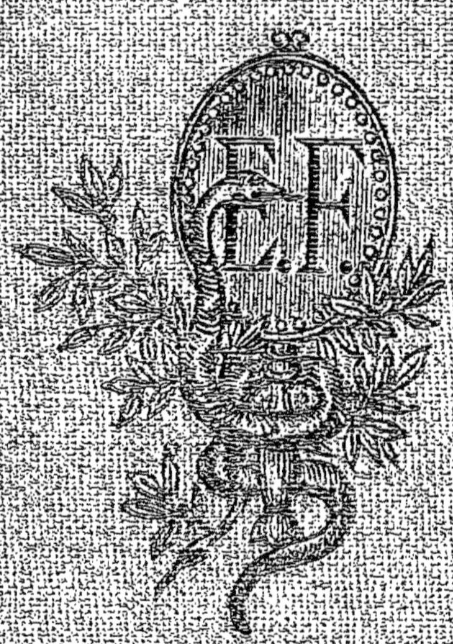